MAUX DE NERFS,

CRISES,

DOULEURS D'ESTOMAC, DIGESTIONS LABORIEUSES,

ET

TOUS LES MALAISES QUI LES ACCOMPAGNENT,

GUÉRIS

Sans Tisanes ni Potions, sans Purgations, Vésicatoires ou Sangsues,

Au moyen d'un Traitement simple et commode.

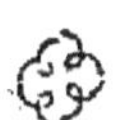

CONSULTATIONS

De 10 heures à 3 heures, à Lyon,

rue Quatre-Chapeaux, 12, près la galerie de l'Argue.

(Traitement par Correspondance. Affranchir.)

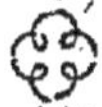

LYON,

IMPRIMERIE DE MOUGIN-RUSAND,

Halles de la Grenette.

1845.

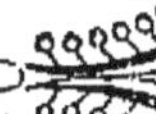

MAUX DE NERFS,

DOULEURS D'ESTOMAC,

DIGESTIONS LABORIEUSES,

et tous les malaises qui en dépendent,

GUÉRIS

SANS TISANES, NI POTIONS, SANS PURGATIONS,

VÉSICATOIRES OU SANGSUES,

Au moyen d'un traitement simple et commode;

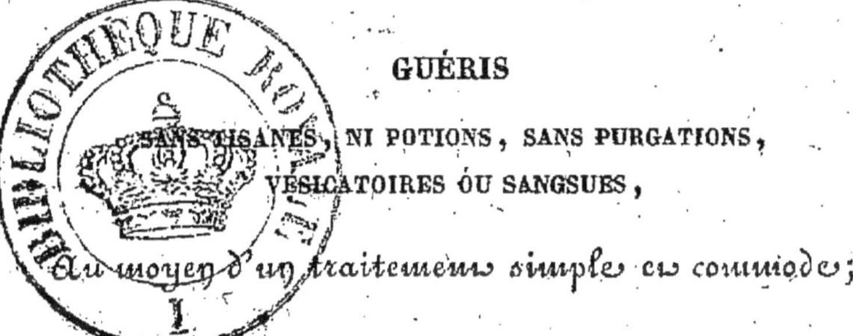

Par M. Dupoizat,

MÉDECIN—CONSULTANT.

CONSULTATIONS

depuis 10 heures, jusqu'à 3 heures,

Lyon, rue Quatre-Chapeaux, 12.

1845

LYON, IMPRIMERIE DE MOUGIN-RUSAND.

AVIS AU LECTEUR.

Nous n'avons point la prétention d'enseigner les Docteurs : c'est aux malades, et aux malades seulement qu'est destiné ce petit livre ; aussi, évitons-nous avec soin d'employer aucune expression technique, de parler le jargon médical, qui est de l'allemand, de l'hébreu pour les personnes étrangères à l'art de guérir.

Nous n'avons pas jugé utile de mentionner le traitement, et encore moins la dose des remèdes administrés à chacun des individus dont nous citons la guérison, à cause des inconvénients graves auxquels on ne manque pas d'exposer les malades qui alors s'imaginent pouvoir se traiter eux-mêmes.

1.

Le célèbre Tissot (de Lauzanne) dit dans son *Avis au peuple sur la santé* : « Il n'y a point de maladies qui dépendent d'un plus grand nombre de causes différentes que les maux de nerfs, et il n'y en a point qui exigent par là même des traitements plus variés. »

Et ailleurs : « Les maux de nerfs tiennent à tous les autres maux, et leur tractation est intimement liée à tout ce qu'il y a de plus difficile dans la théorie et la pratique de la médecine. »

Si les hommes de l'art peuvent se tromper dans l'appréciation d'une affection nerveuse, et surtout dans sa médication, comment les malades sauraient-ils éviter l'erreur ?

Les médicaments actifs sont dans les mains du peuple comme un glaive à deux tranchants, qui peut sauver la vie ou donner la mort. Gardons-nous de lui livrer ces armes dangereuses.

Celui qui souffre cherche qui pourra le soulager et le guérir. Nous décrivons d'abord les maladies dont nous avons fait une étude particulière, et cette description est un miroir où

l'individu représenté doit aisément se reconnaître.

Montrer au patient que l'on connaît ses douleurs, ce n'est pas lui prouver qu'on en sait le
remède, et dans un siècle où le charlatanisme
est partout, il faut des preuves pour convaincre
et inspirer la confiance. Aussi, nous rappelons
une masse de guérisons, et en médecine les guérisons sont des preuves, preuves sans réplique,
devant lesquelles s'évanouit toute incrédulité.

Nous mentionnons des cures obtenues à la
ville et à la campagne, chez des indigents et
dans des familles riches, chez de jeunes personnes et chez des hommes avancés en âge,
en un mot dans toutes les classes de la so-
ciété.

MAUX DE NERFS,

DOULEURS D'ESTOMAC,

DIGESTIONS LABORIEUSES,

et tous les malaises qui en dépendent,

GUÉRIS

SANS TISANES, NI POTIONS, SANS PURGATIONS,
VÉSICATOIRES OU SANGSUES,

PAR UN TRAITEMENT SIMPLE ET COMMODE.

———————

> La Médecine est une science d'observations,
> Chaque siècle l'enrichit de ses découvertes.

Il est une maladie bien commune, et néanmoins difficile à guérir, dont les symptômes nombreux et variés donnent aisément le change aux médecins et aux malades.

Elle est caractérisée par les phénomènes morbides suivants : Douleur et faiblesse d'estomac, digestions laborieuses, aigreurs, rapports, bâillements, propension à dormir, borborygmes, coliques flatulentes, constipation, parfois palpitations de cœur, étouffements, maux de tête, vertiges, tintements d'oreilles, lassitude, morosité, tendance aux larmes.

Cet ensemble de symptômes constitue une maladie unique, qui n'est point une dégénérescence, une lésion organique de quelque viscère important, du foie, de l'estomac, du cœur ou des poumons, mais une affection purement nerveuse, un trouble, un désordre fonctionnel de l'appareil digestif.

Aussi, les personnes qui en sont atteintes languissent bien longtemps avant de succomber ; elles vivent toujours plaignant, et toujours agissant, peuvent parvenir à un âge avancé, traînant il est vrai une déplorable existence.

Les accidents morbides toujours multipliés ne se rencontrent pas identiques chez tous les malades. Ils varient de siége et d'intensité avec chaque individu, suivant la complexion plus ou moins délicate, la susceptibilité de chacun, suivant l'ancienneté de la maladie.

Malgré tant de malaises, le teint est ordinairement naturel, plusieurs conservent même leur embonpoint et la fraîcheur de la santé ; et c'est bien parce que la face ne manifeste pas les souffrances intérieures, que ces infortunés s'entendent qualifier tous les jours de malades imaginaires.

Ils souffrent cependant, et beaucoup, car le moral et le physique sont également affectés.

En général, ils ont le regard triste, inquiet, et leur physionomie a une expression pénible.

La langue n'est ni sèche, ni enflammée, au contraire humide, blanche, large et épaisse ; la bouche est pâteuse, mais sans mauvais goût habituellement, la soif rare et momentanée : la plupart ont de la répugnance pour les boissons.

Beaucoup ont une salivation abondante, des crachotements répétés, même des vomissements de matières glaireuses, semblables à une solution de gomme, à du blanc d'œuf, ou à des huîtres.

Quand l'estomac est très-sensible, très-irritable, il rejette parfois les aliments, et en général il garde plutôt les aliments solides que les liquides.

Il y a un serrement autour du cou, des picotements à la gorge, de la gêne au larynx, un affaiblissement de la voix, des soupirs qui entrecoupent la respiration.

Quelques malades se plaignent d'une chaleur brûlante qui s'étend de l'arrière-bouche à l'estomac.

Dans ce dernier organe, la douleur est sujette à une multitude innombrable de variétés.

Relativement à sa violence, elle peut présenter tous les degrés intermédiaires depuis le malaise le plus léger jusqu'à la souffrance la plus atroce ; on l'a vue occasionner le délire et des convulsions chez des femmes très-sensibles.

Mais comment rappeler toutes les expressions

1.

dont se servent les malades pour peindre le mode de sensation qu'elle leur fait éprouver ?

C'est un sentiment de constriction, comme si l'estomac se trouvait fortement serré dans un étau, ou de distension excessive qui leur fait craindre la rupture de l'organe; comme une dilacération produite par la morsure d'un animal, une perforation, ou un tortillement, de même que si l'estomac était tiraillé par des griffes de fer.

Cette douleur s'irradie au dos, aux épaules et sur les parois de la poitrine.

Les malades ont la coutume de porter la main sur la partie souffrante, et, chose remarquable, la pression, au lieu d'accroître la douleur, comme dans les squirrhes et la gastrite, la calme souvent et peut même la faire cesser.

Nous avons vu des patients, dans les crampes d'estomac, se coucher sur le ventre, tenant le poing fortement appuyé sur l'épigastre, afin de se soulager.

Au reste, cette douleur n'est point continuelle, du moins chez le plus grand nombre; elle disparaît ou diminue d'intensité par intervalles, pour revenir avec toute sa force à des époques plus ou moins régulières. Elle suit ordinairement l'ingestion des aliments, mais chez quelques-uns elle n'éclate que plusieurs heures après le repas.

Au lieu de siéger à l'épigastre, elle peut être sentie dans la région dorsale qui correspond à l'estomac.

Bien des malades n'accusent pas de vives douleurs : ils se plaignent plutôt d'un malaise pénible, indéfinissable, avec maux de cœur, profond découragement, anxiétés, et quelquefois des sensations bizarres. A plusieurs, il semble que cet organe se gonfle, se remplit outre mesure ; à d'autres, qu'il est vide et resserré ; c'est un sentiment de formication comme si un reptile ou une araignée se promenait sur cette membrane.

Le mal siége primitivement à l'estomac, dans le tronc nerveux de l'épigastre ; de là il va s'irradiant jusqu'aux extrémités des filets nerveux ; aussi n'est-il pas d'organe dans l'économie exempt de tout malaise : froid aux pieds, chaleur au front, dans les hypocondres, battements extraordinaires simulant un anévrisme, sensibles à la main, quelquefois à l'œil, et toujours incommodes ; ici et là, douleurs vagues, fugaces, qui à la longue deviennent plus vives, plus fixes et plus fréquentes, au point d'être prises pour des douleurs de nature rhumatismale.

Au reste, rien de variable, d'inconstant, de bizarre comme les maux de nerfs ; ils peuvent simuler toutes les maladies. C'est un prótée, un caméléon, empruntant toutes les couleurs, revêtant tous les masques.

Aussi, pour savoir les discerner, et ne jamais se laisser induire en erreur, il faut au praticien l'habitude de les observer, l'habitude de les traiter ; et souvent les malades contribuent eux - mêmes à tromper le médecin.

La plupart n'accusent qu'un des symptômes dominants. L'un se plaint de palpitations de cœur, de maux de tête, sans faire mention d'autre chose ; un autre, incapable de rendre compte de ce qu'il éprouve, se montre comme en spectacle à l'homme de l'art, disant : *Je ne sais trop ce que j'ai, j'ai mal partout.*

Un troisième entame l'histoire de sa maladie qu'il n'achèvera pas d'une heure, si vous avez la patience de l'écouter, pour continuer sa litanie sans fin à la séance suivante, ne croyant jamais avoir tout dit, et omettant peut-être les circonstances essentielles.

Mais le patient fût-il muet ou même résolu à tromper, le mal se révèle de lui-même à tout médecin qui sait consulter l'état des organes, interpréter les symptômes qu'ils manifestent, etc., etc.

Telle est la maladie dont nous avons fait une étude particulière, maladie complexe, et qui en renferme cent autres ; maladie que nous prétendons guérir ou plutôt que nous guérissons tous les jours sans recourir aux tisanes ni aux potions, sans purgations, vésicatoires ou sangsues, etc.

Mais pour inspirer la confiance et produire la conviction dans les esprits, il faut des preuves, et en médecine les preuves sont les guérisons. Eh bien! dans les quelques mois qui viennent de s'écouler, nous n'avons pas constaté moins de deux cents cures obtenues chez des malades qui languissaient depuis des années, et avaient déjà suivi ailleurs bien des traitements inutiles. Mais, avant de citer leur nom et leur demeure, recherchons quelles sont les causes de cette maladie funeste.

Nous les trouvons en grand nombre et surtout très-variées.

Les troubles du cœur, les mouvements désordonnés des passions sont des sources fécondes en affections nerveuses, mais plus encore les peines de l'âme, les chagrins, la colère, les contrariétés et la jalousie.

Les ennuis serrent le cœur, dit le vulgaire; ce n'est pas le cœur qui se contracte, mais bien l'estomac, le centre nerveux épigastrique.

Bientôt l'appétit se perd, les digestions deviennent lentes, douloureuses; puis voilà tous les accidents morbides que nous avons énumérés.

Les maux de nerfs accompagnent aussi les per-

tes immodérées, sanguines ou humorales, l'épuise-
ment, un délabrement de la constitution.

Au temps où le Broussainisme était la doc-
trine médicale du jour, quand les médecins ne
voyaient partout qu'inflammation, ils couvraient
les malades de sangsues, les saignaient jusqu'à
blanc ; puis, si le patient résistait au mal et au
remède, il devenait la proie des maux de nerfs
pendant une convalescence interminable et quelquefois pour la vie.

Tous les jours nous voyons des femmes, dont les
menstrues coulent trop abondantes ou plusieurs
fois le mois, être tourmentées de spasmes et de
vapeurs.

Les vapeurs suivent fréquemment la lactation
prolongée, les flueurs blanches continues et copieuses.

Quel médecin n'a pas été consulté par des
nourrices qui, après un allaitement d'un an à
dix-huit mois, se plaignent de douleurs d'estomac, de mauvaises digestions et de tous les malaises déjà décrits ?

Il faut nommer aussi la vie sédentaire, les travaux du cabinet, les fortes contentions d'esprit.

C'est dans la classe des gens de lettres que
nous rencontrons le plus d'hypocondriaques.

Sénèque disait : « Il n'est point de génie sans
quelque mélange de folie. »

« Pourquoi, s'écriait Aristote, tous les grands politiques, les philosophes et les poëtes illustres ont-ils été mélancoliques?

Citons encore les grandes chaleurs, l'humidité, les orages.

Tout est nerf dans l'homme des contrées méridionales; plus ardent, plus irritable, il est aussi plus exposé aux affections nerveuses.

La mélancolie est endémique dans les Iles britanniques et la Hollande. L'Anglais a le *spleen*; il s'en débarrasse en fuyant les brouillards de la Tamise, et voyageant sous le beau ciel de la France ou de l'Italie.

Pendant la tempête vous entendez les femmes vaporeuses dire avec anxiété : Que j'ai mal aux nerfs ! Un *noir* s'empare de leur esprit, comme une fontaine de larmes s'amasse dans leur tête; puis, involontairement, leurs yeux gonflés donnent un libre cours à leur douleur.

L'abus des boissons chaudes, stimulantes, aromatiques, le café, le thé, le vin blanc, les spiritueux, produisent fréquemment des maux de nerfs.

Le café surtout fait bien des victimes parmi les personnes d'un tempérament nerveux qui refusent de se priver de cette liqueur à la mode. A peine ingéré dans l'estomac, il donne lieu à des tiraillements, puis viennent l'insomnie, l'agitation et un tremblement des membres.

Les jeûnes, les privations, un régime aqueux, des boissons délayantes donnent aussi naissance aux maux de nerfs.

Rien de plus ordinaire que d'entendre des malades se plaindre de douleurs d'estomac depuis une affection aiguë, inflammatoire, qui avait nécessité une diète prolongée, beaucoup de tisanes rafraîchissantes.

Dans des couvents, nous avons vu, après le temps d'abstinence, la moitié des religieuses se plaindre de vapeurs, des mille et un tourments qu'elles enfantent.

En un mot, tout ce qui ébranle le système nerveux et le fait sortir de ses fonctions naturelles, tout ce qui affaiblit le corps ou l'épuise peut engendrer des maux de nerfs.

C'est aux médecins qu'il appartient de les discerner pour savoir les guérir.

Mademoiselle Jenny Bouiller, rue Clos-des-Chartreux, 1, languit depuis bien des années. Il y a quatre à cinq ans qu'elle ne peut digérer le pain : un morceau de la grosseur du doigt, ingéré dans l'estomac, paraît s'y condenser, puis grossir, pèse comme un fardeau accablant, donnant lieu à des tiraillements, à une douleur qui retentit sympathiquement dans le dos, entre les épaules; ensuite, lassitude dans les membres, malaise général, constipation invincible, etc.

Elle sent la faim, un bon appétit; et devant une table bien servie elle n'ose toucher à aucun mets : une cruelle expérience l'avertit qu'elle ne doit se permettre que de légers potages; encore se voit-elle fréquemment obligée de recourir au thé ou autre boisson stimulante, afin d'en précipiter la trop lente digestion, et d'abréger la durée des souffrances qui tous les jours se renouvellent.

Bien des fois elle a invoqué les secours de l'art, et la pharmacie a vu toutes ses drogues impuissantes.

Depuis plusieurs mois la malade s'abandonne à son triste sort, s'abstinant de tout remède, et ne voulant plus en entendre parler.

« Après chaque traitement, nous dit-elle, je me suis sentie plus fatiguée; le dernier docteur qui m'a donné des soins a voulu, après bien des essais inutiles, me pratiquer un cautère au creux de l'estomac : l'application de cet exutoire a produit une telle irritation, un si grand malaise, que je suis demeurée alitée trois semaines durant. M. le docteur n'est pas revenu depuis cette fatale époque, et je n'ai osé néanmoins laisser fermer le cautère, qui n'est pour moi qu'une servitude de plus, qu'un surcroît de souffrances.

« Mais la réputation de votre traitement simple et commode, et les succès qu'il a obtenus me décident à m'adresser à vous. »

Après deux semaines, le bouillon gras est supporté.

Quinze jours plus tard, les œufs à la coque, le poulet rôti sont digérés sans peine; plus de lavements ni de thé, point de tisanes quelconques.

Le teint s'éclaircit, les yeux s'animent et les forces reviennent insensiblement.

Elle essaie le bœuf bouilli, le gigot de mouton; pas de douleur.

Enfin, sortie de cet état de langueur, elle semble renaître à la vie, et elle ose enfin compter sur une guérison dont elle avait autrefois désespéré.

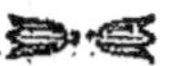

Au commencement d'août 1844, nous fûmes appelé à la campagne, au delà de Saint-Just, pour voir une malade, madame Pommier, âgée d'environ quarante ans.

Nous ne la trouvâmes point dans un danger imminent, pas même alitée, mais languissante, si faible qu'elle pouvait à peine faire quelques pas dans la maison.

Depuis sept mois, elle se trouvait hors d'état de s'occuper. Au printemps, la jaunisse était venue compliquer une affection déjà très-grave, et malgré les soins assidus d'un docteur expérimenté de Lyon, le mal n'avait fait qu'empirer.

Nous remarquons la couleur ictérique des téguments, une face bouffie, des traits morts.

La langue est large, chargée, la bouche pâteuse.

La malade ne prend que de petits potages de farine de Turquie, bien clairs et cuits longtemps ; et cet aliment farineux répugne ; il donne lieu à des nausées, renvois, bâillements, etc.

Elle se plaint en outre de douleurs au côté droit, dans la région du foie, de coliques nerveuses, d'une grande faiblesse de reins.

Souvent elle est prise dans la nuit d'un accès de fièvre qui débute par des fourmillements insupportables dans le dos et le long de la colonne épinière.

Le moral est ordinairement assez calme, résigné.

« Mais hier, nous dit la malade, j'ai observé

que mes pieds et mes jambes enflaient ; cette vue m'a effrayée. »

« Croyez-vous, ajouta-t-elle, qu'il soit encore possible de me guérir ? »

Douze jours après, le bouillon gras est bien digéré ; elle a pu sucer quelques morceaux de volaille ; un peu de vin vieux coupé avec trois quarts d'eau fraîche ranime cet estomac délabré.

La langue dépouillée est rose, peu de soif, moins de malaise dans la région épigastrique ou intestinale ; la jaunisse est moins foncée et l'enflure a disparu.

Deux semaines plus tard, les œufs à la coque, les viandes blanches rôties passent très-bien ; plus de douleur à l'estomac ni au côté ; bon appétit, selles normales, et les forces augmentent visiblement.

Cependant les accès fébriles reviennent encore après quatre jours, six jours d'intervalle. Alors il y a pesanteur incommode au foie, et immédiatement après l'ictère (couleur jaune) devient plus intense.

Enfin, la fièvre ne reparaît plus ; les viandes brunes, le mouton rôti sont digérés, et madame Pommier va visiter ses amies, qui depuis longtemps avaient perdu l'espérance de la revoir chez elles.

Les malades dont nous venons de raconter l'histoire étaient toutes deux atteintes d'une affection nerveuse des voies digestives; toutes deux accusaient douleurs d'estomac, digestions laborieuses, borborygmes, vents, constipation, etc.; mais l'état morbide de la dernière était bien plus grave à cause des complications, de la jaunisse, de l'enflure et des accès de fièvre.

La première avait le teint naturel, quoique un peu pâle, la langue nette, un bon appétit; chez l'autre, maigreur qui approchait du marasme, langue très-large, recouverte d'un enduit brun, épais; dégoût pour les aliments. Le traitement a dû varier avec les symptômes, et surtout avec les causes de la maladie; mais leur guérison a été obtenue sans administrer ni tisanes ni potions, sans purgations, vésicatoires ou sangsues.

M. Chatal, de Vénissieu (Isère), est un homme de vingt-huit ans, bien constitué; son teint, sans être coloré, n'annonce pas la maladie; mais sa physionomie a une expression pénible, et l'aspect de sa langue nous révèle une sensibilité morbide des nerfs de l'estomac.

Entendons-le.

« Depuis neuf mois j'ai perdu la santé ; auparavant j'avais de l'embonpoint, le visage plein et frais ; j'ai bien maigri.

« Après chaque repas, voilà des pesanteurs, un malaise indéfinissable dans la région de l'estomac, puis douleur entre les deux épaules, lassitude dans les membres, habituellement constipation opiniâtre ; mes forces bien diminuées ne me permettent plus d'exercer ma profession.

« J'ai été déjà traité quelque temps ici par un ancien major de la Charité, renommé dans notre pays ; mais tous ses remèdes n'ont produit aucune amélioration.

« Je crains bien d'être attaqué d'une maladie incurable. »

Voilà une gastralgie hypocondriaque (affection nerveuse de l'estomac avec réaction sur le cerveau.)

Il nous paraît qu'il n'y a encore rien de désespéré, et que s'il est docile à nos conseils sa guérison est certaine.

Un mois après, disparition de tous les symptômes, les aliments substantiels sont digérés sans douleur, peu de constipation, plus d'abattement. M. Chatal peut vaquer à ses occupations, et il est tout étonné que nous soyons parvenu à le délivrer

avec si peu de moyens de tant de malaises qu'il
jugeait au-dessus des ressources de l'art.

Madame Longeron (à Lyon, rue d'Auvergne, 4)
a un tempérament nerveux, irritable, le visage
amaigri, le regard triste et inquiet. Elle accuse
des crispations d'estomac après le repas, des angoisses intolérables, constipation, mélancolie irrésistible.

« Il y a si longtemps que j'endure ces douleurs,
depuis ma jeunesse, depuis quinze à dix-sept ans !
je n'espère plus.

«Malgré la lecture de votre écrit sur les maux
de nerfs et la longue liste des guérisons que vous
y mentionnez, malgré les pressantes sollicitations
de mon mari et les conseils d'une dame que vous
venez de rendre à la santé, je me suis décidée à
grand'peine à prendre encore des remèdes. Cette
maladie n'est-elle pas devenue constitutionnelle,
incurable ? »

A la deuxième visite, pas d'amélioration évi-
dente, mais quinze jours après, la malade nous
annonce que ses digestions s'opèrent lentement,
mais sans malaise, sans tiraillements douloureux.

Elle continue alors avec confiance.

Bientôt elle ne ressent plus rien de ses misères de dix-sept ans; le teint est devenu clair, le front serein ; elle se met à table sans crainte, digère les aliments les plus succulents, et ne conserve que le souvenir de ses douleurs passées.

Mademoiselle Armanet, de Villette-Serpaize, canton de Vienne (Isère), est languissante depuis quatre à cinq ans :

Constitution profondément détériorée, amaigrie, teint jaune-terreux, lèvres flétries, pas d'appétit, absence des mois, palpitations de cœur, essoufflement au moindre exercice, lassitudes spontanées, morosité, découragement, tendance aux larmes.

Après divers traitements, prescrits par des médecins de la campagne, elle vient à Lyon réclamer les conseils d'un praticien expérimenté, en réputation dans son village.

Des médicaments, administrés dans le but de provoquer le flux menstruel, irritent ses nerfs et la fatiguent beaucoup.

On l'adresse à un ancien major d'hospice. Après deux mois, pas d'amélioration ; la jeune malade affligée, désolée, languit sans espérance.

Elle apprend qu'une demoiselle d'un village voisin, qu'elle avait rencontrée venant nous consulter, est parfaitement rétablie. Bientôt nous la recevons elle-même.

« Si vous pouviez guérir ma fille, comme vous venez de guérir une jeune femme de nos environs, » nous disait sa bonne mère, désespérée de l'entendre plaindre et de la voir toujours languir!

Quel plaisir pour le médecin d'être sûr de la guérison de son malade, de pouvoir lui dire : « Rassurez-vous, votre santé est dans vos mains, et pour preuve de ma certitude, je n'accepte point d'honoraires avant la guérison. »

Après trois à quatre semaines, Mlle Armanet se présente à nous, le teint frais, les yeux vifs et le sourire sur les lèvres : « Vous m'avez guérie ; maintenant plus de malaise, plus de lassitude, bon appétit, digestions faciles et de la vigueur.

« Ma reconnaissance vous est acquise. »

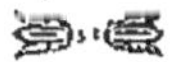

M. Racurt, de Montluel (Ain), paraît âgé de trente-six à trente-huit ans. Depuis sept ans environ, il se plaint de digestions très laborieuses, avec une sensation de gêne dans la poitrine, un état de constriction, comme si une main de fer lui étreignait cette partie, en lui faisant craindre d'être suffoqué.

C'est un rhumatisme, lui ont affirmé plusieurs docteurs: mais tous leurs soins n'ont pas réussi à le soulager.

« Si vous croyez qu'il n'y ait pas de remède, nous dit piteusement le pauvre malade, veuillez me l'avouer; j'ai déjà avalé tant de drogues!... Je me résignerai à mon triste sort, quoique je sois encore jeune !... »

Huit jours après, madame Racurt vient nous consulter pour elle-même. Elle nous annonce que son mari se trouve déjà si bien qu'elle se décide à quitter son médecin pour venir réclamer nos conseils.

Bientôt nous recevons de nouveau M. Rac..... « Je ne sens plus de mal, nous dit-il d'un ton de satisfaction. Voilà quinze jours de calme, d'un bien-être qui m'était inconnu depuis longtemps; mais je ne veux point renoncer de sitôt à votre traitement. »

Trois mois après, un de ses parents nous informe que notre ancien malade avait été radicalement guéri, et pendant ce long espace de temps sa santé n'a pas été troublée une heure.

Madame Mar....., de Francheville (Rhône), est une femme de quarante-six ans, grande et bien constituée; mais depuis environ un an le flux menstruel est devenu une hémorragie copieuse et prolongée. Toujours lasse et triste, elle se plaint de soulèvements de cœur, de palpitations suffocantes; il y a pâleur avec bouffissure générale.

Après trois semaines, plus de bouffissure, teint naturel. Au deuxième mois, règles normales, bon appétit, digestions parfaites.

Nous ne l'avons pas revue depuis cette époque, mais nous avons tout lieu de croire que sa guérison a été solide. Néanmoins, afin de ne pas risquer une rechute, pour traverser heureusement l'âge critique, il eût été prudent de ne pas abandonner si vite le traitement salutaire dont elle venait de recueillir des effets aussi heureux que rapides.

⋙⋘

Mademoiselle Besson, d'Irigny (Rhône), est au bel âge de la vie, et elle languit bien malheureuse. Au mois de juillet 1844, un refroidissement occasionna sa maladie :

Suppression des mois, enflure des jambes, toux de tous les instants extrêmement pénible; à des symptômes aussi graves joignez un dégoût pour les aliments, de mauvaises digestions, lassitude, morosité continuelle.

Pour calmer la toux, dissiper l'enflure et rappeler les règles, pour rendre à cette jeune femme son appétit, sa bonne mine et sa gaîté, malgré l'hiver, quelques semaines ont suffi.

Ici, nous avons garanti à l'avance le succès du traitement, et, à l'appui de notre parole, tous honoraires ont été refusés avant la guérison ou une amélioration notable.

Aujourd'hui médecin et malade sont également satisfaits.

M. Pay..... (François), de Vénissieu (Isère), est âgé de quarante-quatre ans. Ce malade à le teint jaunâtre, le regard abattu. Depuis cinq ans il éprouve des pesanteurs à l'épigastre, surtout après le dîner, une constipation opiniâtre et habituelle. Les selles dures s'accompagnent d'un flux hémorrhoïdaire abondant, et ses forces bien affaiblies ne lui permettent plus de supporter les travaux de la campagne. Impatient de se délivrer d'un mal qui le mine sourdement, il est résolu de suivre à la lettre tous les conseils de son docteur, et il a lieu de s'applaudir de son exactitude. La perte sanguine diminue immédiatement ; elle est dans peu supprimée ; les fonctions de l'estomac se rétablissent , et l'appétit renaît avec les forces.

Déjà tous les symptômes ont disparu , mais la crainte d'une récidive décide M. Pay..... à observer plusieurs mois encore le régime indiqué.

Mademoiselle Comb....., à Lyon, place des Carmes, languit depuis nombre d'années. De bonne heure on a invoqué les secours de l'art ; la vieille médecine et la médecine homéopathique ont été mises à contribution ; elles ont échoué l'une et l'autre. Aussi la malade , profondément découragée, vient à nous peu disposée à prendre de nouveaux remèdes.

Mais on a beau s'inquiéter et s'abattre , l'espérance se glisse toujours dans le cœur du patient par quelque issue secrète que la douleur n'a pas vue.

Les symptômes sont nombreux ; tous les organes paraissent affectés.

Nous remarquons une face pâle, des yeux éteints, des traits morts.

Elle se plaint de maux de tête fréquents , douleurs d'estomac, violentes palpitations, lassitude spontanée , apathie , mélancolie irrésistible.

Mais tout ce cortége de symptômes constitue une maladie qui n'est point incurable ; et, avec le ton d'assurance que donne la certitude du succès, nous lui affirmons que sa guérison est dans ses mains, que bientôt elle aura plus de fraîcheur, jouira d'une santé meilleure peut-être qu'elle n'a jamais eue.

Elle nous répond par un sourire d'incrédulité.

Toutefois elle est docile à nos prescriptions.

A la deuxième visite, pas de changement notable, et Mademoiselle est près de renoncer à tout.

Mais après deux semaines les joues se couvrent d'une légère teinte rosée, ses yeux s'animent, et elle revient pleine d'espérance.

L'appétit s'est réveillé, les digestions sont bonnes, et les forces augmentent rapidement.

Cette tourmente nerveuse qui l'agitait, ces mille et un malaises s'évanouissent en moins de semaines qu'ils ne comptaient d'années.

Madame Martinet, de Givors, âgée de vingt-sept ans, souffre depuis dix-huit mois de maux d'estomac, digestions laborieuses et de tous les malaises qui les accompagnent. Aucun aliment solide ne

peut passer. Du lait sans pain est toute sa nourriture. Elle a faim cependant, et il faut se priver
pour ne pas aggraver ses souffrances ; mais avec
cette diète maigreur, dépérissement, souvent douleurs de tête, éblouissement, vertiges.

Huit médecins renommés à Lyon, Givors, St-
Chamond, lui ont successivement donné des
conseils.

Point de soulagement.

On l'informe de nos succès dans le traitement
des maladies chroniques : elle vient nous voir.

Ayant reconnu que nous n'avons affaire qu'à
une affection nerveuse, nous sommes sûr de la
guérison.

Il faut avant tout remonter le moral ; elle espère
si peu. « Pour vous rétablir, Madame, il est besoin d'environ six semaines.

— Si ma femme, répond le mari, était assurée de se rétablir dans un an, elle consentirait
volontiers à prendre tous les médicaments que
vous jugeriez à propos d'ordonner. »

Huit jours après, Madame revient seule, pleine
de courage et d'espoir.

« Dès le lendemain de ma première visite, nous
assure-t-elle, je me suis sentie mieux ; le bouillon
gras ne m'a point fatiguée ; je m'en nourris habituellement ; je suce un peu de volaille rôtie ; je

prends aussi des œufs à la coque, ainsi que vous me l'avez conseillé ; rien ne m'a fait mal. »

Un mois écoulé, les aliments les plus substantiels sont digérés sans douleur, sans difficulté aucune, et la malade a besoin de réprimer un appétit dévorant.

La fraîcheur de son teint, la joie qui accompagne une guérison solide, dont on avait désespéré, sont bientôt remarquées de tout le monde ; aussi, dans le canton, la plupart des malades atteints d'affections invétérées s'empressent-ils de venir réclamer nos conseils.

Depuis près de deux ans, tous les jours, vers les six ou sept heures du soir, madame Bonnet (à Lyon, petite rue Ste-Catherine, 6) est prise de douleurs cuisantes dans l'estomac, de crispations avec angoisses, qui vont lentement en diminuant, pour se réveiller plus intenses au milieu de la nuit, et troubler son sommeil.

Au moment de la souffrance, la malade renonçant à tout, se ferme dans sa chambre pour se lamenter et donner un libre cours à ses larmes. « Qui me délivrera, dit-elle, de ces atroces douleurs ? »

Elle est bien jeune ; auparavant elle avait toujours en une santé florissante ; ces douleurs sont nées d'un premier accouchement, et aucun remède n'a pu les faire disparaître.

Après huit jours de nos soins, madame B...... nous annonce que ses crises ont été de jour en jour moins violentes, et moins prolongées.

Ce n'est plus qu'un malaise, une pesanteur dans la région épigastrique. Trois semaines écoulées, plus d'embarras, plus de malaise ; du reste, l'appétit est vif, les digestions faciles et le sommeil excellent.

Il faut ne point s'écarter sitôt du régime, et un mois après, Madame a retrouvé sa gaîté et la fraîcheur de son teint. Elle ne peut assez nous dire combien elle est heureuse d'avoir trouvé enfin le véritable remède à une maladie qu'elle avait cru devoir subir la vie entière.

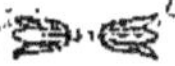

M. Riland......, à Lyon, âgé de quarante-cinq à quarante-sept ans, a un tempérament éminemment nerveux. Il éprouva pour la première fois, il y a dix ans, tous les symptômes d'une affection nerveuse des organes digestifs, que l'on qualifia du nom de *gastrite* ; langue blanche, large et épaisse ;

après le repas, malaise et pesanteur ; constipation, inaptitude à l'exercice, morosité, impatiences, découragement.

Depuis il a eu deux fois la jaunisse ; il se plaint, en outre, d'un point douloureux qui, d'abord fixé au côté gauche du ventre, a été déplacé par une application de sangsues, et se fait sentir actuellement au même côté de la poitrine.

Cette douleur, quoique non continue, ne laisse pas que d'inquiéter le malade.

On lui a toujours prescrit le régime *doux* : viandes blanches, du veau particulièrement, de grands bains tièdes, des boissons délayantes, etc.

Malgré la docilité de Monsieur à tous les conseils de son docteur, sa maladie primitive est encore à guérir. Lassé enfin d'un traitement toujours inefficace, il vient nous rendre compte de son état.

Le point de côté ne tarde pas de disparaître ; le bœuf, le mouton rôtis, grillés, sont digérés sans douleur, peu de constipation, le cerveau est plus libre, et les forces augmentent insensiblement.

Monsieur suit un traitement de deux mois environ ; puis bien satisfait, il écrit à une sœur qui vit à la campagne, à Montluel, pour l'informer de sa situation, et l'engager à venir se *faire guérir*, elle aussi, de *crises* de nerfs, auxquelles elle est sujette depuis longues années.

Madame Chat....., de Givors, âgée de trente à trente-quatre ans, est réduite depuis dix-huit mois à ne prendre pour nourriture que des potages légers; encore la digestion en est lente, laborieuse. Le flux menstruel abondant apparaît deux fois, trois fois le mois, et achève de l'épuiser. C'est un dépérissement qui bientôt ne lui permettra plus de se tenir debout.

Elle a à peine deux heures de sommeil par nuit; et quel sommeil! agité par mille rêves pénibles, effrayants.

Elle est si triste, si malheureuse, que la joie d'autrui provoque ses larmes, et elle se cache pour pleurer.

Nous la voyons une première fois, en passant à Givors. Après quinze jours, Madame vient nous trouver au cabinet; le mieux est sensible, évident.

Un mois après cette visite, son embonpoint, sa bonne mine nous empêchent de la reconnaître. Elle vient nous demander s'il faut continuer l'usage de nos remèdes : « Maintenant je ne puis satisfaire mon appétit, dit-elle; pourtant je me nourris de viandes; les forces ont beaucoup augmenté; j'ai pu travailler sans douleur, sans fatigue. — Je dors bien, tout va bien. »

Beaucoup de jeunes femmes, des demoiselles particulièrement, se plaignent de douleurs utérines pendant l'irruption menstruelle, s'accompagnant, chez quelques-unes, de vomissements qui ébranlent tout l'organisme et le jettent dans un accablement de plusieurs jours. Les digestions ne tardent pas de se troubler, et à la longue, la constitution se détériorant, ces jeunes personnes traînent une malheureuse existence. Après divers remèdes inutiles, à cet âge où les médicaments répugnent si fort, on abandonne vite les secours de l'art, et on se résigne tristement à souffrir en silence.

Maintenant qu'elles se rassurent, cette maladie n'est pas incurable.

Mademoiselle G......, de Ste-Foy-lès-Lyon, souffrait depuis nombre d'années ; à l'époque fatale, il fallait se mettre au lit : les douleurs étaient cruelles, les vomissements répétés, intarissables, laissant la patiente entre la vie et la mort.

Elle se plaignait en outre de digestions lentes, pénibles, avec amaigrissement. « Que ne suis-je à cinquante ans, s'écriait-elle quelquefois, à cet âge où l'on est délivré du flux périodique ! »

L'habileté de plusieurs docteurs recommandables avait échoué contre ces terribles douleurs.

Après vingt jours de notre traitement, l'appétit s'est réveillé, les digestions deviennent faciles.

A la fin du mois, point de vomissements, malaises supportables. Au deuxième mois, plus de vomissements, peu de malaises. La jeune femme traverse presque sans s'en apercevoir la troisième époque menstruelle, et sa reconnaissance vient nous prouver combien sa guérison la rend heureuse.

Mademoiselle Chav....., de Vienne (Isère), rue de la Boucherie, se plaint des mêmes indispositions ; elle ne souffre pas moins que celle dont nous venons de raconter l'histoire :

Trouble des digestions ; au premier jour des *mois*, vomissements pendant 24 heures, puis malaise général et langueur.

Plusieurs traitements suivis à Vienne, à Lyon, ont été infructueux ; on nous l'adresse.

Au deuxième mois, plus de vomissements, peu de douleurs.

Au troisième, tout a disparu. Depuis le commencement de l'année, elle a quitté tout remède, et n'a pas éprouvé depuis la moindre indisposition.

Ces deux exemples choisis parmi bien d'autres moins remarquables, suffiront pour convaincre celles sujettes aux mêmes incommodités, de la possibilité de leur guérison.

Madame Bonnard, de Grézieux-la-Varenne (Rhône), a un tempérament sanguin, les joues pleines et assez colorées ; mais son regard est triste et inquiet.

La langue épanouie est couverte d'un enduit blanc-grisâtre ; depuis seize mois, elle souffre de l'estomac.

Digestions extrêmement laborieuses, constipation, inaptitude à l'exercice, défaillances, malaise général.

Elle a été contrainte de renoncer à sa profession (elle était repasseuse). Les traitements de plusieurs médecins n'ayant apporté aucun soulagement, elle désespère, quoique jeune encore, de guérir jamais de cette maladie, qui la rend bien malheureuse.

Après un mois, l'inquiétude a fait place à une gaîté expansive, la langue est rose, humide ; Madame ne sent plus son estomac ; les viandes rôties sont digérées, même les châtaignes et les pommes de terre.

Selles faciles, plus d'abattement. « La semaine passée, nous dit la malade, j'ai travaillé sans effort, et plus que je n'avais pu faire depuis long-temps. »

〄

Mademoiselle Lager, de Montluel (Ain), a le visage peu coloré, maigre et triste. Pendant les digestions, chaleur et douleur à l'épigastre, s'irradiant aux épaules et sur les parois de la poitrine ; constipation opiniâtre, inquiétude, abattement.

A ces symptômes joignez un affaiblissement de la voix, de la pesanteur dans les extrémités inférieures.

Cet état de souffrances dure depuis six années.

Après vingt jours de notre régime, la douleur d'estomac est remplacée par un malaise bien supportable, qui se fait sentir seulement plusieurs heures après le repas, plus de constipation, ni de lassitude ; le teint est naturel, il y a de la vigueur.

Bientôt les viandes rôties sont légères et passent bien ; les forces augmentent de jour en jour. La tristesse, la pusillanimité, les angoisses font place à la gaîté, à la confiance, au bien-être général.

〄

Madame N....., Lyon, rue de Puzy, approche de la quarantaine ; son tempérament est nerveux, irritable ; elle a toujours été valétudinaire.

Des années entières elle a avalé les globules homéopathiques, puis elle est revenue à la médecine dite rationnelle.

Un de nos amis nous l'adresse.

Son teint est jaunâtre ; elle se plaint de mauvaises digestions, crises d'estomac, douleurs abdominales, agacement nerveux, agitation, etc.

Après deux semaines, elle nous annonce un mieux sensible ; mais bientôt elle renonce à tout (les maux de nerfs rendent capricieux et inconstant). Puis elle recommence le traitement ; enfin deux mois écoulés, le teint est clair, les joues pleines et colorées.

« J'ai engraissé, nous dit-elle, et je suis bien ; les aliments ne me fatiguent pas, et je ne ressens plus de coliques. Je veux continuer encore votre régime qui m'a fait tant de bien. »

Mademoiselle Girardet, de Marennes (Isère), a déjà pris bien des tisanes, avalé bien des drogues, et rien n'a pu soulager une toux grave, fréquente, et qui la fatigue beaucoup. Le visage pâle,

amaigri, ses yeux ternes annoncent une constitution bien détériorée, un délabrement général.

Déjà son père a entendu de la bouche d'un illustre docteur, que les violentes palpitations qui me-
nacent de la suffoquer, tiennent à une affection
organique du cœur, et que toutes les ressources
de l'art viendront échouer contre ce terrible mal.

Il a confié son enfant successivement à plusieurs
médecins expérimentés ; mais découragé par leurs
traitements inutiles, il l'accompagne auprès de
nous. Depuis plusieurs années elle est languissante,
sans être jamais alitée.

Un mieux sensible ne tarde pas de se pronon-
cer, mais sa toux résiste pendant six semaines ;
alors elle disparaît complètement ; dès ce moment
l'appétit est vif, les fonctions de l'estomac s'exé-
cutent avec énergie, ses traits s'animent, et la
jeune personne prend de l'embonpoint. La gaîté,
la fraîcheur de son teint, viennent prouver à ses
parents que leur fille ne doit pas mourir encore,
et qu'elle a recouvré le trésor de la santé, qu'on
avait cru perdu pour toujours.

⋙⋘

« Combien je souffre, dit en nous abordant, madame Vagan....., à St-Symphorien-d'Ozon (Isère);

et, en tenant la main appliquée sur l'estomac, voilà continue-t-elle, ce qui me fait le plus de mal !.... Je suis réduite à ne prendre que de légers potages et en petite quantité ; encore s'ils passaient bien ! La constipation est opiniâtre, douloureuse ; pour la détruire, on m'ordonne tous les jours plusieurs lavements émollients.

« Mais bientôt, je ne pourrai plus faire un pas ; je suis si faible, si amaigrie. Ajoutez un état d'inquiétude, des angoisses qui me tourmentent la nuit et le jour. »

En effet, le moral paraît encore plus affecté que le physique. Cette maladie ne date pas d'hier. En l'année 1840, de désastreuse mémoire, la petite rivière de l'Ozon inonda plusieurs fois les localités qu'elle arrose.

Trois fois dans l'automne, les eaux envahirent la maison Vagan....., située sur la rive, et trois fois Madame s'échappa à travers les eaux. L'effroi qu'elle éprouva, bien naturel en pareille circonstance, donna lieu à un état de constriction, un resserrement douloureux dans l'estomac : dès-lors, trouble des digestions, et tous les malaises qui caractérisent les maux de nerfs.

D'abord on se négligea parce qu'on était fort et robuste ; on espéra que le temps rétablirait l'ordre et l'équilibre dans les fonctions ; mais le temps aggrava les souffrances, et puis les remèdes administrés ne purent rien contre elles.

On suit nos conseils. Le mieux est prompt, mais peu sensible dans le premier mois. Après quarante jours, plus de douleurs d'estomac, les aliments substantiels sont digérés sans peine ; selles, régulières, faciles ; Madame sent renaître ses forces, et la sombre tristesse fait place à la joie qui accompagne la guérison d'une maladie longue et douloureuse.

M. Lach...., de 28 à 30 ans, de Millery (Rhône), a le teint blême, les yeux inquiets, mais pleins de feu. Depuis douze ans il se plaint d'une agitation générale, de fourmillements à la peau, d'impatience dans les jambes, de douleurs vagues, pénibles en différentes parties du corps.

Son estomac est capricieux, les digestions irrégulières. En se mettant à table, il lui semble qu'il va tout dévorer ; puis, les premiers morceaux avalés, son estomac refuse, et la vue des aliments lui soulève le cœur.

Morose, emporté, et toujours mécontent, il sent bien que ce n'est point là son état naturel, que ses nerfs irrités le rendent ainsi bizarre et malheureux. On lui a déjà prescrit bien des remèdes, mais les drogues de la pharmacie n'ont pas de prise sur un mal de ce genre.

Il entend parler de nous, et vient nous raconter sa triste position.

Après plusieurs semaines de notre traitement, Monsieur Lach..... nous arrive très content de lui. Son appétit est vif, les digestions parfaites, et son sang, rafraîchi et enrichi tout à la fois, a calmé l'irritation nerveuse.

Il a suivi trente à quarante jours un régime simple, commode, qui ne l'empêchait pas de vaquer à ses occupations.

Aujourd'hui ses nouvelles forces lui font éprouver le besoin d'une vie active qui, en maintenant l'équilibre des fonctions, régularise l'action du système nerveux.

❧

Madame Bill....., à Lyon, rue Bellecordière, avait joui d'une parfaite santé jusqu'à 22 ans : forte corpulence, fraîcheur, embonpoint; elle ne croyait point aux maux de nerfs. Alors survinrent des hémorragies utérines copieuses et répétées.

L'appauvrissement du sang engendra la mobilité nerveuse : impressionnabilité soudaine, anxiété précordiale, bouffées de chaleur au visage, tressaillements involontaires]à la plus légère surprise; une porte qui se fermait, un attouchement ou une parole inattendue de quelqu'un qu'elle ne voyait pas, étaient la cause de ces émotions disproportionnées.

Puis les vapeurs, crises d'estomac, palpitations de cœur, disposition à pleurer.

Le visage devint jaune, les yeux abattus.

Plusieurs médecins consultés ne peuvent améliorer sa position. L'un d'eux, docteur illustre, après l'avoir entendue, lui dit que c'était là de ces maux de nerfs particuliers aux femmes, et avec lesquels il faut savoir vivre.

Un autre prétendait la guérir en lui prescrivant du veau bouilli pour toute alimentation ; mais l'ingestion de cette viande fade, si peu substantielle, était suivie de renvois, de borborygmes, de flatuosités, etc.

A la deuxième semaine de notre traitement, Madame Bill..... a le teint plus clair, le regard moins triste ; elle commence à espérer de recouvrer sa santé d'autrefois.

Quinze jours plus tard, elle peut supporter un régime tonique, les viandes brunes rôties, du vin vieux coupé avec eau à la glace : elle s'en trouve à merveille.

Mais une semaine après, son mari nous vient

chercher en hâte. Madame est alitée, n'ayant reposé de toute la nuit; elle se plaint de douleurs vives dans le bas ventre avec impossibilité d'uriner.

Nous y courons : c'est un spasme de vessie.

Traitée en conséquence, la malade est bien vite soulagée. A peine remise de ce premier accident, voilà de violentes coliques, sa tête est brûlante, tout le corps est en sueur; elle souffre cruellement. Nous calmons en peu d'heures les douleurs abdominales, qui sont entièrement dissipées le lendemain.

Deux jours après, elle sort du lit pour retourner à ses occupations.

L'appétit renaît; les digestions sont bonnes et aucun accident nerveux n'est venu retarder une guérison définitive.

Mademoiselle Maz..... (de Saint-Genis-Laval, Rhône) est âgée de vingt-un ans; sa taille est haute, effilée, maigre. Une frayeur qu'elle éprouva il y a un an a été suivie de maux de tête, qui deviennent insupportables à l'approche de l'irruption menstruelle.

Elle se plaint en outre de coliques, de douleurs dans les reins; après le repas, ballonnement du ventre, malaise, pesanteur, habituellement lassitude, essoufflement, etc.

Huit jours écoulés, la tête est libre, les digestions sont meilleures, et le visage se colore d'une légère teinte rosée.

Deux semaines plus tard, la menstruation jusquelà bien diminuée reprend son cours normal, les digestions continuent à être bonnes, et les forces augmentent.

Alors Mademoiselle s'adonne à un travail fatigant, qu'elle prolonge bien avant dans la nuit. Bientôt les douleurs cérébrales se réveillent, la pâleur couvre son front; les coliques, les maux de reins sont plus fréquents et plus intenses.

Cet état persiste quelque temps.

Nous modifions le traitement et tous les symptômes s'évanouissent. Mademoiselle ne ressent plus de malaise nulle part, a bon appétit, digère parfaitement, et la joie de la santé est peinte sur sa figure.

Madame Bicornet (de Vaugneray, Rhône) a le teint échauffé, jauni, et les pommettes un peu colorées. Elle souffre, dit-elle, depuis dix-sept ans, de violents maux de tête, qui sont devenus habituels, éprouve comme une ceinture de douleurs qui naissent dans l'estomac, lui étreignent les flancs, et vont finir dans les reins, à la moelle épinière. Elle est en proie à tous les malaises qui suivent les digestions laborieuses, et que nous nous abstiendrons d'énumérer pour éviter des répétitions inutiles.

Rien n'égale sa tristesse et son découragement.

Des affections morales prolongées donnèrent lieu à sa maladie.

La guérison de Madame Bicornet a été aussi rapide que surprenante. Après trois semaines, plus de douleurs nulle part, ni à l'estomac, ni aux reins, ni à la tête; les digestions sont faciles, le sommeil excellent, et Madame pense n'avoir déjà plus besoin de s'astreindre au régime.

Madame B...n (aux Brotteaux, cours Bourbon, 16) languit depuis trois à quatre ans.

Elle présente sans complication tous les symptômes de la maladie que nous avons nommée *langueur des jeunes femmes, jeunes filles* : symptômes dont la disparition est aussi prompte qu'assurée au moyen de notre traitement simple, commode et agréable.

Après dix jours, les lèvres se colorent et la sérénité brille sur son front naguère attristé.

Deux semaines plus tard, la malade touche à sa guérison ; la langue est rose, les digestions ne sont plus senties, plus d'abattement, point de maux de tête.

Mais tout-à-coup elle est prise d'un gros rhume : une toux de tous les instants ébranle sa poitrine, et nous oblige de suspendre le traitement de la *langueur.*

Ce n'est qu'après plusieurs semaines que nous triomphons de ce catarrhe pulmonaire aigu : nous revenons alors aux premiers remèdes.

Bientôt les nerfs se calment, tous les symptômes s'évanouissent insensiblement, et Madame jouit à présent d'une santé florissante.

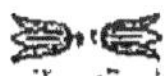

Monsieur Miex (Lyon, rue du Pérat, 4) est un homme assez bien constitué.

Depuis le milieu de l'hiver, ses digestions ont été troublées, sa santé détruite.

Au printemps, il est survenu une jaunisse incomplète dont il n'a pu guérir malgré les efforts et l'habileté d'un médecin recommandable.

Il n'a point de fièvre, dit-il, mais son estomac est si malade que l'ingestion d'une petite soupe de bouillon aux herbes provoque des angoisses intolérables. Il a faim cependant, et il craint de manger ; quatre mois de remèdes n'ont apporté aucun soulagement. Il maigrit, les forces abandonnent le pauvre patient qui s'afflige et se désole.

La guérison d'une dame qui languissait depuis plus de quinze ans (Madame Longeron, rue d'Auvergne, 4), le décide à venir réclamer nos conseils.

Dès la première semaine, le teint s'éclaircit ; il a les yeux moins abattus ; le bouillon gras est bien digéré, il ose prendre un peu de viande qui ne le fatigue pas.

Quinze jours écoulés, il supporte le boeuf et le mouton ; son sommeil n'est plus agité par des rêves pénibles, et, les forces augmentant, il retourne à ses occupations depuis longtemps abandonnées.

Notre traitement est continué quelques semaines encore, tous les symptômes morbides ont disparu, et Monsieur ne peut assez admirer qu'on ait pu le rendre à la santé sans l'auxiliaire des drogues.

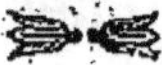

Madame Martin (l'Arbresle, Rhône) a une complexion délicate et très-nerveuse : quoique bien jeune, elle languit depuis huit ans au moins.

Le bel âge de la vie a été pour elle un temps de douleurs et de tristesse.

La maladie débuta par une suppression prolongée, puis le flux menstruel reparut abondant et a continué ainsi.

Aujourd'hui elle se plaint de bien des misères : crises d'estomac, mauvaises digestions, violentes palpitations de cœur, lassitude, tendance aux larmes.

C'est un état de langueur, un délabrement général : le teint est jaune, flétri, parfois il se colore légèrement.

« Pourtant, nous assure Monsieur Martin, les secours de la médecine n'ont pas été négligés ; j'ai accompagné ma femme chez les docteurs les plus célèbres, les plus expérimentés de votre ville ; tous leurs conseils ont été suivis ponctuellement, et vous ne la voyez pas moins délabrée, ni moins souffrante. »

Elle est confiée à nos soins.

Après quinze jours, Madame paraît bien rassurée sur les dangers de sa maladie ; les digestions se rétablissent, les battements de cœur sont moins désordonnés, et déjà la malade sent plus de vigueur et a beaucoup d'espérance.

Deux mois d'un régime approprié ont suffi pour rendre à cette intéressante dame le trésor de la santé qu'elle avait cru perdu pour la vie, avec la gaîté qui à cet âge accompagne d'ordinaire une santé florissante.

≳·❦

Monsieur Vernay (de Marennes, Isère) nous aborde en nous demandant avec anxiété s'il est *poitrinaire*, car, ajoute-t-il, il crache du sang depuis nombre de mois.

À cette question inattendue d'un homme encore vigoureux, à la figure rubiconde, nous soupçonnons l'hypocondrie.

Avant de répondre, nous examinons l'état des organes. La tête est embarrassée, des feux se montrent à la face et au front; sa langue rose et humide démontre la régularité des fonctions digestives. De temps à autre il expectore un peu de sang; nous remarquons au creux de l'estomac des battements artériels sensibles à l'œil; il se plaint de fourmillements dans les membres, de douleurs au côté droit, dans la région du foie et dans les reins. Par dessus tout, il est en proie à des idées sinistres, à une mélancolie continuelle.

Recherchant la cause, l'origine de sa maladie, nous apprenons qu'il éprouva, il y a deux ans, des ennuis prolongés, peu après des maux de tête habituels. Le sommeil se perdit, et bientôt il présenta tous les symptômes qu'il accuse aujourd'hui.

Depuis ce temps, bien des médicaments ont été administrés. Il s'est adressé successivement à plusieurs médecins polypharmaques qui ne le renvoyaient jamais sans le charger de fioles, de paquets de fleurs, de racines, etc. A toutes les heures du jour, il y avait quelque prise à avaler. Mais tous ces breuvages n'ont produit, assure-t-il, aucune amélioration.

Le remède à l'hypocondrie ne se trouve point chez les apothicaires.

La guérison d'une jeune fille de son village réputée incurable le détermine à nous venir trouver.

L'ayant persuadé que son mal nous est bien connu, nous lui affirmons qu'il n'y a encore rien de désespéré, et que, s'il est docile à nos conseils, deux mois suffiront au-delà pour le délivrer enfin d'une affection morbide qui le rend si malheureux.

Il promet tout.

Bientôt il revient nous voir parfaitement rassuré sur la maladie de poitrine qu'il redoutait.

Le sang des hypocondriaques est trouble, épais, acrimonieux ; de grands bains tièdes-frais, répétés souvent, ont rafraîchi celui de notre patient et apaisé son agitation nerveuse.

Le cerveau est libre, le sommeil paisible, moins de démangeaisons à la peau, moins de douleurs.

Ce mieux que nous nous appliquons à lui faire observer achève de tranquilliser son moral, et lui inspire une confiance entière.

Peu après il se livre à ses pénibles travaux avec autant de vigueur et de courage que jamais, évitant de rester seul et surtout de parler de maladie ; en un mot, faisant tout pour imposer silence à son imagination et rendre à ses nerfs leur calme primitif.

Depuis, Monsieur Vernay est venu nous assurer que depuis la fin du traitement il n'éprouvait pas le moindre malaise, la plus légère incommodité.

Mademoiselle Borgary, en condition à Millery (Rhône), était une paysanne robuste, bien constituée, se moquant de la maladie. Mais de pénibles travaux ont brisé ses forces. Alors le flux menstruel devient une hémorragie copieuse qui se prolonge jusqu'à deux semaines durant ; elle maigrit rapidement, le teint se décolore, et les jambes vacillent sous le poids du corps.

Dès qu'elle a pris quelque aliment, voilà des crampes d'estomac, un état d'anxiétés et d'angoisses inexprimables, puis les pleurs et le découragement : cette jeune femme se désole de se voir dépérir, sans pouvoir recouvrer ses forces.

Elle se retire dans sa famille. Un médecin en réputation d'une ville voisine lui ordonne le repos, et pour toute médication des boissons acidules, de l'eau vinaigrée, sans doute pour arrêter l'hémorragie.

Ces moyens accroissent la sensibilité des nerfs de l'estomac, exaspèrent les douleurs; et, profondément découragée, la malade s'adresse à nous.

Treize jours après, le visage est moins pâle, moins de souffrances, moins de faiblesses. « Depuis ma première visite, nous dit-elle, je n'ai pas senti une seule fois ce besoin de pleurer que j'avais auparavant. »

Deux semaines plus tard, la fraîcheur de son teint nous montre une guérison solide.

Inutile de dire que l'hémorragie n'a point reparu; le sang appauvri a été réintégré dans ses fonctions, dans ses qualités normales, et les nerfs sont calmes aujourd'hui qu'ils puisent abondamment leur influx dans ce liquide nourricier.

Mademoiselle Palère, âgée de vingt-huit ans (chez madame Guerrier, rentière à Saint-Symphorien-d'Ozon). Invasion de la maladie, huit ans.

Une de ses parentes qui l'accompagne nous assure qu'avant cette époque, mademoiselle Palère n'avait qu'une santé frêle et délicate : elle était valétudinaire.

Tous les symptômes ont une intensité rare : il lui semble, nous dit-elle, que le cœur est secoué dans la poitrine, tant les battements en sont forts et précipités. Une toux de tous les instants, qui fut longtemps sèche, est accompagnée d'une abondante expectoration. Ce dernier phénomène morbide fait craindre à la malade de tomber dans la phthisie, et lui inspire la résolution de ne rien négliger pour mettre fin à une langueur qui, ayant flétri sa jeunesse, la condamne à traîner une déplorable existence.

Huit jours écoulés, Mademoiselle nous écrit que sa toux est bien diminuée. Ce symptôme ne l'inquiète plus, mais les palpitations sont encore fatigantes. Deux semaines plus tard, elles sont calmées; plus de toux, l'appétit est revenu, et la viande peut se digérer.

Le teint, auparavant couleur feuille morte, a une fraîcheur qui a lieu de surprendre; la menstruation, supprimée depuis plus de six mois, et auparavant irrégulière, reprend son cours normal et annonce la guérison. Deux mois après, cette femme, qui depuis longtemps ne pouvait marcher plus de cent pas sans éprouver le besoin de s'arrêter pour reprendre haleine, a pu faire sans fatigue quatre lieues à pied, venir de son pays à Lyon, monter à la Croix-Rousse, et même se disposait à s'en retourner du même jour, encore à pied, si elle n'avait trouvé place dans une voiture.

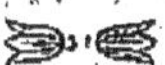

Madame Moul..... (à Lyon, rue des Capucins, 10) paraît âgée de quarante à quarante-quatre ans. Son visage, sans être coloré, n'est pas très-pâle; on lit dans ses yeux l'inquiétude, l'abattement, l'anxiété morale.

Depuis quinze ans, elle se plaint de sensations variées, pénibles en différentes parties du corps; de douleurs plus ou moins vives à la tête, à l'estomac, au dos, et quelquefois dans tous les organes.

Elle dort peu, d'un sommeil agité; mange sans appétit, digère lentement; elle est toujours prête à gémir et à se lamenter.

On remarque des idées bizarres, une imagination déréglée, une mélancolie irrésistible.

Nous ne pourrions énumérer tous les médicaments administrés pendant une si longue période de temps. Il n'est peut-être pas à Lyon de docteur illustre qui ne l'ait reçue au cabinet, et dont elle n'ait suivi les conseils plusieurs mois durant.

3..

Lasse de médecins et de remèdes, elle voudrait guérir, mais sans avaler même une cuillerée de sirop.

Nous prescrivons (quoique au mois d'octobre) les bains frais, pris méthodiquement; suivant l'effet obtenu, nous en varions la durée et la température.

Après quinze jours de bains et d'un régime, la malade remarque un mieux sensible, évident à tous ceux qui l'approchent.

En continuant quelques semaines, Madame se trouve dans un état satisfaisant. Au printemps passé, par hasard, nous rencontrons M. Moul.....

« Vous ne reconnaîtriez plus ma femme, nous dit-il, tant elle a engraissé; elle a maintenant la tête libre et calme, le teint clair, l'appétit vif, les digestions bonnes, et le sommeil excellent. »

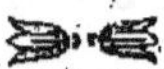

Mademoiselle Fayard, de Ternay (Isère), est âgée de quinze ans. Depuis environ un an, elle est languissante; le visage, quoique assez nourri, est habituellement blême; il se colore par moments. Le ventre gonflé est dur, très-dur; on n'y reconnaît pas de fluctuation, partant pas d'hydropisie.

La langue est blanche, large et humide ; pas de soif : mais dégoût pour les aliments.

Après le repas, sentiment de réplétion et de gêne dans l'estomac, faiblesse et douleur dans les extrémités inférieures, apathie, nonchalance inaccoutumée.

Il y a six mois, un médicament dont elle ignore le nom avait provoqué l'irruption menstruelle, qui est allée en diminuant. Sa mère l'avait d'abord confiée aux soins d'un chirurgien célèbre, qui déjà auparavant l'avait opérée d'une fistule lacrymale ; mais bientôt, retirant sa confiance au chirurgien, elle l'accompagne chez un médecin de son canton que trente à quarante ans de pratique ont dû rendre bien habile et expérimenté, si les années suffisent pour donner l'habileté et l'expérience.

Le vieux praticien, ayant examiné la jeune malade, annonce que cette affection est très-grave, qu'il ne peut la traiter seul, encore moins promettre la guérison. Puis il remet une lettre qu'on viendra présenter de sa part à un illustre docteur, auquel il adresse la malade, se réservant de surveiller sur les lieux le traitement ordonné.

La mère et la fille se retirent tristes et désolées, croyant qu'il n'y a plus d'espoir. Mais dans une maison où elles vont faire part de leur douleur,

elles rencontrent une jeune femme (madame Va-
ganay) que nous avons rendue à la santé après
plusieurs années de souffrances, et qui leur parle
de nous. Le lendemain nous les recevons au cabinet.

Peu après, la mère nous écrit : « Je suis bien
satisfaite, car pour cinq jours de traitement, il y
a un mieux sensible. »

Son ventre est encore ballonné, mais moins
gros ; à présent les maux de tête sont passagers,
les douleurs aux côtés et dans les jambes sont plus
rares et moins vives.

Quinze jours écoulés, l'abdomen est souple, in-
dolent, de même que s'il n'avait jamais été malade;
mais il y a encore l'affection nerveuse des voies digestives et l'absence des règles.

Après plusieurs semaines, la jeune fille ne ressent plus de malaise et ne comprend pas qu'il soit
nécessaire de revenir se montrer au docteur, puis-
que, assure-t-elle, elle n'a plus de mal.

Nous la voyons encore une fois, et la guérison
radicale ne se fait pas longtemps attendre.

Ici nous devons sans doute rendre hommage à
la franchise du vieux praticien qui n'a pas craint
d'avouer son impuissance. Mais si d'autres se trou-
vent plus habiles, si à la première vue nous avons
affirmé que la maladie était parfaitement *guérissa-*

ble, si en très-peu de temps mademoiselle Fayard a recouvré une belle santé en dépit de sinistres prédictions, il conviendrait au moins de garder un silence prudent, quand il en coûte trop d'avouer son infériorité et de rendre justice à qui de droit, au lieu de déclamer contre le médecin assez habile ou assez heureux pour obtenir que cette jeune personne (*qui ne devait point guérir*) étale aujourd'hui sa bonne mine aux yeux plus que surpris du docteur qui l'avait condamnée.

Sœur Sainte-Enne....., religieuse institutrice à Villette-Serpaize (Isère), avait le teint frais, une complexion robuste ; mais les pénibles fonctions de l'enseignement altérèrent gravement sa santé. Elle éprouvait douleurs et faiblesses d'estomac, absence de l'appétit, digestions laborieuses, malaise et langueur générale ; ajoutez une toux sèche, fréquente, et la sombre tristesse remplaça sa gaîté habituelle.

Quelques mois, cette jeune femme, peu envieuse de médicaments, espéra que le temps suffirait pour dissiper ces malaises et lui rendre sa première vigueur ; enfin, le mal empirant, elle eut recours aux hommes de l'art. Elle s'adressa à un docteur expérimenté, le même qui avait reçu mademoiselle Fayard.

Comme pour donner le change aux médecins superficiels, cette malade avait conservé un teint naturel, un reste de fraîcheur.

On lui prescrivit sangsues, bains tièdes, boissons délayantes, etc.

Ces moyens débilitants la délabrèrent davantage, la toux devint plus fréquente, plus opiniâtre, et fit craindre une maladie de poitrine. Découragée par le funeste effet de cette médication, elle abandonna tout ; mais le bruit de la guérison de mademoiselle Armanet, du même village, la détermina peu après à nous accorder sa confiance.

A la deuxième semaine, le mieux se déclare ; après un mois, nous la recevons de nouveau au cabinet. « A présent je ne tousse plus, nous dit-elle avec satisfaction, l'appétit s'est réveillé, les digestions sont parfaites : j'ai retrouvé mes forces, le sommeil et la gaîté.

« Est-il besoin de continuer encore votre traitement qui est d'ailleurs très-agréable ? »

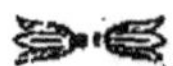

L'état de langueur affecte indistinctement les jeunes femmes, pauvres ou riches, dans toutes les

contrées, dans les cités et dans les hameaux, et il
n'est pas de village où l'on n'en remarque habituellement. A la vérité, pour le discerner , il faut
un coup d'œil observateur, parce que, chez la plupart de ces malades , il n'y a rien de saillant dans
les symptômes.

Pas assez faibles pour être alitées, elle continuent de vaquer à leur travail, mais toujours
prêtes à gémir et à se plaindre. Cet âge, d'ordinaire si insouciant de la santé, où la gaîté est na-
turelle, les voit tristes et dégoûtées de la vie : la
jeunesse n'est point pour ces infortunées le temps
des plaisirs et des espérances. Il serait pourtant si
facile de leur rendre le trésor de la santé qu'elles
ont perdu, et avec la santé , le contentement, la
joie qui l'accompagne !

Si jamais il importe de ne pas laisser vieillir,
enraciner une maladie, n'est-ce pas alors que le
tempérament se forme , quand on fonde pour l'a-
venir ? Car au physique et au moral , nous suivons
dans la vieillesse le chemin tracé dans nos jeunes
ans , et ceux qui languissent au printemps de leur
vie ne peuvent guère compter de jouir plus tard
d'une santé robuste.

Nous citerons encore, à Lyon :

Madame Reyeux (âgée de quarante-huit ans,

rue de la Reine , 52), atteinte d'une *hépato-gastralgie* (maladie du foie et de l'estomac).

Madame Arguiller (rue Mulet, 1), qui, malgré les apparences d'une belle santé , souffrait de maux de nerfs et de mauvaises digestions depuis plusieurs années.

Mademoiselle Budillon (rue Confort), au teint pâle et bouffi , devenue fraîche et agile.

M. Peill..... (grande rue Mercière), à qui les dernières années du collége et l'étude des mathématiques avaient laissé une *gastralgie hypocondriaque,* affection nerveuse de l'estomac avec réaction sur le cerveau.

Madame Comb.....; marchande de nouveautés, place de la Préfecture , souffrant des crises d'estomac , après son dîner , depuis trois à quatre ans.

Mademoiselle Émilie Rey (place de la Comédie, 23), depuis deux ans languissante , avec tic douloureux à la face.

Madame Rivière (rue de la Cage), se plaiguant depuis sept ans d'un grand délabrement et d'une mélancolie continuelle.

Madame Perret (rue Neuve), accusant de violents maux de tête , avec douleurs de reins intolérables à chaque époque menstruelle.

Mademoiselle Mariette..... (petit passage de l'Argue, 118), état de langueur invétéré.

Madame Satin (rue de la Bombarde), depuis sept mois languissante.

Mademoiselle Frizon, au teint couleur feuille morte, avec palpitations suffocantes (rue Sirène, 7), guérie après trois visites.

Mademoiselle Durozat (rue Octavio-Mey, quartier Saint-Paul) : tout le quartier l'avait connue pâle et souffrante.

Madame Breton (rue de Puzy).

Madame Jagnard (rue de la Reine, 43).

Madame Magnin, de Serin : trente-cinq ans de maux de nerfs.

Madame Courtais (rue Basse-Grenette, 12), maladie de quinze ans.

A la Guillotière.

Ont été guéris :

Madame Martin (Grande-Rue, 25), de vomissements de trois mois.

M. Laracine (rue Louis-le-Grand), de mauvaises digestions depuis dix ans.

M. Savoyette (rue des Trois-Rois).

Madame Crozet (Grande-Rue).

Madame Berthaud (Grande-Rue).

Aux Brotteaux.

Madame Portier (rue d'Orléans).

Madame Tuilier, vomissant les aliments.

A la Croix-Rousse.

Mademoiselle Grange (rue du Mail, 15).

Madame Polingre (rue Célu, 10).

Madame Labr...... (Grande-Rue).

Madame Froissard, de Saint-Just.

Dans le département du Rhône.

Mademoiselle Guy, mademoiselle Renavel, mademoiselle Artaud, de Grigny ; — Madame Langre et madame Brun, de Vaugneray ; — M. Blanc, M. Gros, M. Mélaz, de Brindas ; — Madame Jacq....., de Belleville ; — Mademoiselle Th. Berlier, et mademoiselle Caillat, de Saint-Genis-Laval ; — Mademoiselle Molière, de Sourcieux ; — Mademoiselle Godard, à Saint-Cyr-au-Mont-d'Or ; — Madame Givors, d'Oullins, souffrant depuis quinze ans ; — M. Chaize, de Caluire ; — Mademoiselle Poizat, de Pollionnay ; — Madame Tissot, de Sainte-Colombe ; — Mademoiselle Charvet, d'Irigny ; — Mademoiselle Farge, de Givors ; — Mademoiselle Malleval, de Pontcharra,

Dans l'Isère.

Madame Dulaquais, de Saint - Laurent-de-

Mûres ; — Madame Armentier, d'Heyrieux ; — Madame Gand....., de Vienne, place de la Halle-Neuve ; — Mademoiselle Charmetan, de Marennes ; — Madame Cartélier, à la papeterie de Chuzelles ; — Mademoiselle Thomas, de Bonne-Famille ; — Mademoiselle Jacob, Mademoiselle Gaillard et Mademoiselle Ennemonde Dup....., de Saint-Symphorien-d'Ozon ; — M. Crépieu, de Vénissieu.

Dans le département de l'Ain.

Mademoiselle Manche, de Montluel ; — Madame Brun....., de Poncin ; — Madame Brédy, de Montluel ; — Madame Hubert, de Trévoux ; — Mademoiselle Trigon, de Laboisse.

Dans le département de la Loire.

Mademoiselle Bony, de Rive-de-Gier (chez M. Rousseau) ; — Mademoiselle Pichon, de Saint-Chamond. — Madame Miard, de Verin, près de Condrieux.

————

Mademoiselle Luquet, de Mâcon ; — Mademoiselle Monestier, venant de Nice. — Mademoiselle Garde, dite Binachon, de Poncin (Loire).

————

Nous terminerons-là cette litanie ; aussi bien craignons-nous de fatiguer l'attention du lecteur, en prolongeant la liste des cures et des noms propres.

Il faut juger l'ouvrier à ses œuvres, comme on reconnaît l'arbre à son fruit.

Les guérisons sont pour le médecin le brevet de capacité le plus glorieux, ses faits d'armes, de nobles trophées; elles sont pour lui les lauriers de la victoire, de ces lauriers qu'arrosent seulement des larmes de joie; ou encore, elles sont l'heureuse moisson qu'il récolte dans le champ des infirmités humaines.

Le diplôme, les titres supposent la science et ne la donnent pas, de même que la noblesse n'accompagne pas toujours les sentiments de qui en revêt les insignes.

CRISES CONVULSIVES.

Les maux de nerfs ne siègent pas toujours dans les voies digestives ; suivant la susceptibilité, la faiblesse relative des organes, le mal attaque l'estomac, le cerveau, les intestins, etc.

Les jeunes soldats, en marchant au feu pour la première fois, ne peuvent guère se défendre de quelque frayeur ; beaucoup sont pris soudain de coliques, d'un dévoiement colliquatif, qui brise les forces, les anéantit souvent pour plusieurs jours.

La frayeur déterminera aussi le mutisme, l'épilepsie (mal sacré, mal de St-Jean).

La continence, un amour contrarié, des chagrins, etc., occasionnent chez les femmes des *crises* appelées hystériques, qui naissent dans l'utérus, et s'accompagnent de convulsions générales.

Voyez une femme en proie à l'attaque d'hystérie, vous remarquez :

Battements précipités et tumultueux à la région du cœur, respiration haute et fréquente, soupirs entrecoupés et singultueux, globes des yeux portés en haut, renversement en arrière du cou et du tronc, contractions des membres involontaires; enfin, tressaillement spasmodique, cris étouffés... Puis l'organisme tombe dans une langueur qui le conduit mollement au sommeil.

Mais ce portrait n'est point celui de toutes les infortunées atteintes d'hystérie; et on peut affirmer qu'il y a presque autant de variétés que de malades.

⊱✖⊰

«Il y a bien dix ans que je souffre, que je languis,» nous disait tristement madame Dom....., à Lyon, rue du Commerce. « Tous les aliments pèsent, excitent des douleurs dans l'estomac. Au lit, je suis agitée comme si l'on me berçait, et, ce qui est plus grave encore, toutes les semaines au moins voilà une *crise* convulsive qui ne dure pas moins de quatre à cinq heures.

« Souvent, un jour avant les mouvements convulsifs, il survient un malaise pénible, des angoisses inexprimables, funeste avant-coureur de la tempête. »

Elle se plaint d'abord d'un frémissement dans le bas-ventre, puis comme d'une boule qui semble se porter à l'estomac, de là à la gorge, où elle produit un sentiment de strangulation. Le tronc, les membres se tordent, s'agitent par secousse :

la malade se roule dans ses propres douleurs, poussant des cris étouffés, des soupirs et des gémissements.

Témoins de cette scène, les gens de la maison accourent vers le médecin qui, vingt fois appelé, vingt fois a prescrit une potion éthérée, antispasmodique; mais l'accès a continué son cours pour revenir après quelques jours de relâche.

Aucun remède, nien n'a jamais réussi à le prévenir et à en délivrer la malheureuse malade.

« Serez-vous plus heureux, » nous demande-t-elle?

A la deuxième visite, les digestions sont moins pénibles, le sommeil plus calme; mais elle s'attend, dit-elle, à une *crise*, parce qu'elle y est sujette depuis si longtemps qu'elle n'ose espérer d'y échapper, du moins de sitôt.

Après un mois, notre malade ne les redoute plus. « Maintenant tout passe bien, dit-elle avec gaîté, je dors paisiblement, et depuis le premier jour du traitement, je n'ai pas eu une seule *crise*. En serai-je debarrassée pour toujours?

Elle ne s'écarte point encore du régime, et le mal a disparu sans retour.

Mademoiselle Joss......, âgée de vingt-sept ans, à Lyon, rue Quatre-Chapeaux, 12, a une complexion délicate et très irritable. Pâle, abattue, elle nous raconte que des affections morales tristes, prolongées, vinrent de bonne heure attaquer ses nerfs, altérer sa santé. Depuis douze à quinze ans elle se plaint de dégoût pour les aliments, de mauvaises digestions, peu de sommeil, lassitude, mélancolie irrésistible. Survient-il des contrariétés, quelques ennuis (et ils sont fréquents), elle est prise de violentes douleurs dans la tête et l'estomac, de *crises* qui l'obligent sur le champ de suspendre tout travail et de rester au lit plusieurs jours.

Nombre de médecins ont été consultés, bien des médicaments ont été pris, et le dernier docteur qui lui a donné des soins, ayant vu tous ses moyens inutiles, lui conseilla de ne plus recourir aux drogues, l'assurant que sa maladie devenue constitutionnelle se trouvait au-dessus des ressources de l'art.

Et la jeune femme s'était résignée.

La guérison de plusieurs de nos malades de sa connaissance la décide à tenter de nouveaux remèdes, et elle vient se confier à nos soins.

Le succès a dépassé ses espérances. Dès la première semaine plus de *crises*. Bientôt l'appétit se réveille, les digestions sont faciles, le sommeil excellent, les forces augmentent de jour en jour. Autant elle éprouvait de la répugnance pour l'exercice, autant il lui plaît aujourd'hui ; et la tristesse a fait place à une gaîté expansive.

Il lui semble que la vie commence pour elle, depuis qu'elle est délivrée de ses misères, *qu'elle vit sans crises, sans douleurs.*

⋙⋘

Mademoiselle C......, âgée de trente-deux ans, est très nerveuse, susceptible, impressionnable. Adonnée à un travail appliquant, sans distractions, sans plaisir, elle se trouve dans les conditions les plus favorables aux maux de nerfs.

Au commencement de juin, vers le soir, elle tombe tout-à-coup sans connaissance, ses membres se roidissent, s'agitent convulsivement : oppressée, haletante, elle paraît près d'être suffoquée. La tête se renverse, les yeux restent fixes, hagards; elle grince les dents, pousse par intervalle des cris aigus, et sa bouche se remplit d'une écume sanglante.

Peu à peu les mouvements convulsifs s'apaisent, et, après quelques soubresauts, la patiente demeure assoupie.

Revenue à elle, elle est étonnée de voir autour de son lit ses parents affligés, et, en apercevant un médecin , demande si elle est malade , s'il lui serait arrivé quelque chose , car elle ne sent aucune douleur.

Le reste de la nuit s'écoule sans accident ainsi que la journée du lendemain. Mais , à la nuit tombante , nouvelles convulsions.

Le jour suivant on vient nous en informer.

Accouru auprès de la malade, nous la trouvons au lit, mais calme, n'accusant pas de souffrance ; pourtant son front est chaud , la face enluminée ; elle remarque , dit-elle , que ses idées s'embrouillent.

Vingt-quatre heures après, encore une *crise*.

On suit nos conseils avec exactitude.

Bientôt la malade sent sa tête se décharger, l'appétit se réveille, elle sort du lit et commence à s'occuper.

A cause de l'absence des attaques et de la distance de quelques lieues qui séparent la malade du médecin, on ne juge pas à propos de nous mander une seconde fois pour modifier le traitement et confirmer la guérison.

Après quinze jours, il survient une quatrième *crise* ; mais cette fois il n'y a ni perte de connaissance, ni écume à la bouche.

Le médecin ordinaire, arrivé à l'instant même, ne croit pas pouvoir faire mieux que de lier ensemble les deux jambes. Cette manœuvre brise pour ainsi dire, et sur le champ, les mouvements convulsifs. Mais il est remarquable que Mademoiselle se trouve ensuite plus abattue, plus délabrée qu'après les premières crises qui avaient été bien autrement violentes, et ne peut rester un quart d'heure hors du lit, sans tomber en défaillance : maux de cœur de tous les instants, défaut d'appétit, l'estomac refuse tous aliments.

Appelé de nouveau, nous prescrivons cette fois de sucer quelques fragments de glace dans la journée, de tenir de la glace sur la tête, et de prendre tous les jours un bain frais d'une heure.

Ces moyens triomphent de tout, des nausées, de l'inappétence, et surtout des attaques convulsives.

⟫⟪

Vers la fin de juin dernier, Madame Marr....., de Varin (Loire), près de Condrieu, vint réclamer nos conseils. Son teint était blême, le visage amaigri, et sa physionomie avait une expression pénible.

Elle se plaignait de maux d'estomac, de digestions lentes, laborieuses. Depuis sept ans, elle était sujette à des *crises* dans le côté droit, à la région du foie.

4.

C'était pendant une digestion très-pénible : tout à-coup se faisait sentir vers l'hypocondre droit une douleur lancinante, pongitive, intolérable ; les aliments contenus dans l'estomac étaient vomis avec de violents efforts, et la face se couvrait de la jaunisse. Puis la patiente restait alitée plusieurs jours durant, brisée, anéantie.

Elle redoutait surtout le froid, le moindre frisson réveillait ses douleurs ; et, pour s'en garantir, elle s'était vue condamnée à garder le lit des hivers entiers.

Avant l'âge de 22 ans, époque de son mariage, elle n'avait jamais rien éprouvé de semblable ; et sa mère avait enduré les mêmes douleurs, qui l'avaient ensuite abandonnée spontanément à l'époque critique : triste perspective pour sa fille, réduite à attendre sa quarante ou quarante-cinquième année, pour voir un terme à ses souffrances.

De tous les médicaments dont on l'avait abreuvée aucun n'avait réussi à la soulager.

Ici nous n'avons eu recours ni à la glace ni aux bains frais.

Madame Marr..... a suivi nos conseils pendant deux mois, et le succès a été prompt, extraordinaire.

Durant tout ce temps, pas une crise, les digestions se sont rétablies ; elle a pris le teint clair, naturel, et la joie de la santé a remplacé la sombre mélancolie.

Madame Dérieu, de Millery (Rhône), est sujette à des accès d'asthme, qui surviennent pendant la nuit. D'abord très-rares, ils apparaissaient après quatre à cinq semaines, puis deux fois le mois, et toujours se rapprochant, ils reviennent maintenant tous les cinq à six jours.

Tout à coup un tremblement convulsif agite la poitrine, la respiration est entrecoupée, l'air entre et fuit par secousses, et la patiente craint d'être suffoquée ; ensuite, délivrée de cette *crise*, elle tombe dans un état de langueur et de résolution des forces.

Après trois semaines, la malade nous écrit qu'elle n'a pas eu d'accès depuis le premier jour du traitement. Vingt jours plus tard, elle nous informe qu'elle vient d'en éprouver un, mais provoqué par un genre d'occupations qui ne manquait jamais auparavant de le produire. Toutefois il a été moins long, et surtout moins violent. La malade a pu sortir du lit pendant la *crise*, sans aide, sans éveiller personne ; peu après, elle a reposé paisiblement.

Nous engageons Madame à suivre quelque temps encore le régime prescrit, afin de se délivrer d'une habitude morbide, qui depuis longtemps contractée, se trouve profondément enracinée dans l'organisme.

Plusieurs mois s'écoulent sans avoir de ses nouvelles ; puis elle vient accompagner chez nous un de ses enfants. Nous apprenons avec plaisir que Madame est parfaitement guérie de ces accès, qui bien des fois avaient mis sa vie en danger.

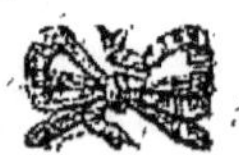

DE LA TOUX ANCIENNE,

SON MODE DE TRAITEMENT ET SA GUÉRISON.

La toux n'est pas une maladie essentielle, unique, exigeant pour sa guérison des remèdes identiques, un traitement toujours le même. Elle est
ordinairement un symptôme de lésions diverses
dans les organes de la poitrine ou d'autres ca-
vités.

Le rhume, que les gens de l'art appellent encore
bronchite, *catarrhe pulmonaire aigu*, affection
habituellement légère et si fréquente, comme chacun sait, donne naissance à la toux.

La toux accompagne aussi le catarrhe pulmonaire chronique, si commun chez les vieillards, et
dont la jeunesse n'est pas toujours exempte.

La phthisie, dégénérescence tuberculeuse des

poumons, maladie incurable, désespoir de la médecine, ne marche pas sans la toux.

La toux annonce également la *pleurésie*, inflammation de la membrane qui enveloppe les poumons ; la *pneumonie*, inflammation du parenchyme pulmonaire, nommée vulgairement *fluxion de poitrine*, toujours grave et souvent mortelle.

Une affection nerveuse de la poitrine produit une gêne de la respiration qui est suivie de la toux, toux nerveuse, spasmodique.

La maladie d'un organe situé hors de la poitrine peut déterminer sympathiquement la toux : une affection du foie, de l'estomac, l'état bilieux, l'embarras gastrique, la présence des vers dans les intestins, occasionnent une toux qui n'est ni moins fréquente, ni moins pénible que celle même du catarrhe pulmonaire.

Souvent la toux est due à une congestion sanguine dans les poumons : congestion produite par la pléthore (excès de sang), ou par la suppression d'un flux sanguin habituel, comme des règles chez les femmes, des hémorrhoïdes chez l'homme.

Des douleurs rhumatismales affectaient une partie du corps ; elles s'évanouissent, mais une toux survient immédiatement : voilà le principe rhumatismal déposé sur les poumons qui engendre la toux.

De même, pour un principe dartreux, scrofuleux, syphilitique; de même, pour toute fluxion habituelle déplacée brusquement. Tel enfant était sujet à des humeurs de râche, on lui coupe les cheveux, il y a refroidissement; dès-lors le cuir chevelu se dessèche, mais cette disparition pourra donner naissance à la toux.

Ainsi, la toux est un symptôme d'affections morbides très-variées, des bronches, des poumons, de l'estomac, du foie, etc., exigeant par conséquent divers remèdes, un traitement quelquefois opposé; ou plutôt, il faut, pour guérir la toux, rechercher d'abord la maladie dont elle n'est qu'un symptôme, et adresser directement le remède à cette maladie, sans égard pour la toux qui l'accompagne.

Que penser donc de ces bonnes gens s'administrant eux-mêmes les médicaments qui auront soulagé tel ou tel de leurs voisins, telle ou telle de leurs connaissances, fatigués comme eux d'une toux ayant souvent une cause opposée?

Quelle confiance devraient inspirer ces pompeuses annonces de sirops, de pâtes pectorales brevetées, soi-disant infaillibles pour détruire la toux, les affections de poitrine, etc., etc.?

Un remède à tant de maux ne peut être qu'une substance sans vertu, une chimère; d'ailleurs le traitement doit varier, non-seulement avec la maladie , mais encore avec chaque malade ; varier pour la quantité , la qualité et la dose des remèdes.

Chaque malade est pour le médecin comme un nouveau problème à résoudre, problème d'une solution parfois bien difficile.

La guérison de la maladie est la solution du problème.

Guérir est un mot qui comprend bien des choses, qui exige de la part du médecin beaucoup de lumières et d'expériences, un esprit judicieux et observateur.

Pour guérir, pour soulager, avant même de prescrire un médicament quelconque, il importe de bien discerner la maladie ; de même qu'il faut connaître son ennemi avant de chercher à le combattre, savoir ses forces, sa position, le terrain qu'il occupe, quels combats lui ont été livrés, et leurs résultats, mais surtout le côté faible par où on peut espérer de le vaincre.

La maladie n'est-elle pas un ennemi à combattre ; ennemi rusé, terrible, donnant fréquemment le change, et résistant quelquefois à toutes les ressources de l'art ?

Souvent une maladie bien connue est à moitié guérie, et, pour nous servir d'une expression technique, *la science du diagnostic est le fondement de la thérapeutique,* c'est-à-dire, la science qui nous aide à reconnaître, à diagnostiquer une maladie, nous met sur la voie des moyens propres à la détruire.

Mais pour devenir habile à établir le diagnostic des maladies, il faut les avoir étudiées au chevet des malades, et non pas seulement dans les livres : car les livres sont la lettre morte de la médecine ; s'être familiarisé dans les hospices avec toutes les infirmités humaines, avoir vu et bien vu, posséder ce coup-d'œil observateur si précieux et si nécessaire, savoir questionner son malade, interroger successivement tous les organes, interpréter les symptômes qu'ils manifestent, l'aspect, le faciès du patient, l'état de sa langue, le pouls, la chaleur de la peau, la soif, etc ; rechercher l'origine, la cause de la maladie, à quel degré, quelle période elle est arrivée, quels remèdes ont été précédemment administrés, et leurs effets ; ensuite faire la part de l'âge, du sexe, du tempérament, de la constitution. Car dans une maladie identique, une personne délicate qui languit depuis des années, ne saurait supporter les mêmes médicaments que l'homme robuste qui ne souffre que depuis quelques jours.

Appliquons cet examen à la toux.

Pour en connaître la nature et le caractère, nous devons avoir présents à l'esprit les symptômes qui appartiennent à chacune des maladies capables de provoquer la toux, rechercher si elle dépend d'un catarrhe pulmonaire aigu ou chronique, d'une phthisie (état poitrinaire), d'une pleurésie, d'une pneumonie; si elle est purement nerveuse; si la lésion d'un des viscères abdominaux, de l'estomac, du foie, l'a produite sympathiquement; si elle a succédé immédiatement à la suppression d'un flux sanguin habituel, si la disparition d'un exanthème, d'un rhumatisme, d'une fluxion dartreuse, scrofuleuse, syphilitique, n'a pas coïncidé avec la toux, et si elle n'en est pas la véritable source, etc., etc.

Quand bien même les affections morbides que nous venons de passer en revue pourraient seules engendrer la toux, tout le monde comprend sans peine quelle dose de science, d'habitude, d'efforts et d'attention est nécessaire au médecin pour arriver toujours à découvrir de quelle maladie la toux est un symptôme.

Mais alors comment expliquer l'aveugle confiance de bien des malades à l'égard des guérisseurs empiriques qui n'ont jamais étudié, dont la science se borne ordinairement à avoir en leur possession quelque ouvrage de médecine, ou des formules de médicaments depuis longtemps oubliés ?

La médecine est une science d'observation, et l'on ne devine pas ce que les autres n'apprennent qu'avec beaucoup de temps et de peine. Il y a plus, tant d'infirmités affligent l'espèce humaine, qu'il n'est pas donné à une seule tête, quelque fortement organisée qu'on la suppose, de connaître également bien toutes les maladies, d'exceller dans tous les genres, et il est à désirer que dans les grandes villes particulièrement, quelques-uns s'adonnent exclusivement à l'étude de certaines maladies graves et moins bien connues, qu'ils s'appliquent à perfectionner, à simplifier leur traitement. La science ne pourra qu'y gagner et les malades aussi.

Pour nous, laissant à d'autres le soin de traiter les maladies de l'enfance et de la vieillesse, nous avons choisi pour notre spécialité les maladies chroniques, particulières à la jeunesse et à l'âge mûr, surtout les maux de nerfs, les digestions laborieuses, la toux ancienne, et la langueur des jeunes femmes.

Déjà dans notre Mémoire sur les maux de nerfs, les douleurs d'estomac, on a vu que nos efforts sont couronnés du succès. Nous avons cité bon nombre de ces malades qui languissaient depuis

des années, malgré divers traitements suivis ailleurs, puis rendus à la santé, grâce à des moyens
simples, commodes et agréables.

Nous n'avons pas traité avec moins de bon-
heur beaucoup de malades fatigués d'une toux
grave, en procédant de la manière que nous avons
indiquée plus haut ; et les guérisons sont là, preuves vivantes de l'efficacité de notre méthode. Parmi les cures opérées nous citerons de préférence
celles obtenues chez des hommes et des femmes
à la force de l'âge, qui, avant de s'adresser à
nous, avaient déjà reçu les soins de plusieurs
médecins expérimentés.

M. Peyot, cultivateur, demeurant à St-Symphorien-d'Ozon (Isère), âgé de trente-quatre ans.

Il arrive oppressé, haletant, ayant monté lentement notre escalier. Ses joues caves et terreuses
dénotent un mal grave et profond ; il accuse une
toux de plusieurs années. Alors un refroidissement
pris au milieu de l'été fut suivi d'un rhume qui
traîna en longueur. L'hiver suivant, la toux aug-
menta de fréquence et d'intensité ; les forces
allaient diminuant de jour en jour. Depuis huit
mois, il n'a pu supporter aucun travail. Tous les

jours, de grand matin, il est réveillé brusquement par des quintes de toux effroyables qui l'obligent à rester sur son séant des heures entières, et couvrent tout son corps d'une sueur abondante.

Nous constatons chez lui un catarrhe pulmonaire grave.

Des révulsifs puissants, les balsamiques à haute dose, l'eau de goudron, etc., sont administrés.

Quinze jours écoulés, Peyot revient plein d'esrance. La toux est calmée, les sueurs diminuent, l'appétit renaît, et les forces augmentent.

Après trois semaines il a pu, sans fatigue, faire trois lieues à pied, et dans les premiers jours de juillet, disant adieu aux remèdes, il va commencer la moisson dans une ferme, essayant ainsi ses nouvelles forces par le travail le plus fatigant de sa profession. Depuis, le bien-être s'est maintenu, et notre agriculteur n'a pas interrompu un seul jour ses pénibles labeurs.

Mademoiselle Gir....., de Marennes, âgée de dix-huit ans, est fatiguée depuis une année au moins, d'une toux qui demeura sèche pendant longtemps, et est suivie depuis de crachats épais, quelquefois écumeux.

Nous remarquons un teint jaune, flétri, une langueur générale. Il y a manque d'appétit, absence des mois, et vive irritabilité.

Primitivement la toux de Mademoiselle fut le symptôme d'une affection nerveuse des voies respiratoires, *une toux d'irritation*, comme on l'appelle vulgairement, et telle qu'on en remarque tous les jours chez les personnes très-sensibles. — Mais bientôt le sang qui ne fluait plus vers l'organe utérin, attiré à la poitrine par les secousses de la toux, s'y congestionna, et vint compliquer la maladie.

Dès lors expectoration.

Ainsi envisagée, la toux d'un an de mademoiselle Gir....., traitée en conséquence, a disparu en six semaines, malgré une complexion très-délicate.

C'était aussi une toux spasmodique, toux nerveuse, qui tourmentait mademoiselle Besson, d'Irigny, et une jeune religieuse de Villette-Serpaize. Chez la première, il y eut d'abord refroidissement, puis suppression des ordinaires, maux d'estomac, enfin la toux.

La seconde, mieux constituée que mademoiselle Gir....., avait gardé une toux sèche pendant plus d'un an, mais un traitement antiphlogistique, ordonné intempestivement, affaiblit la malade, et fit passer la toux du premier au second degré : la malade commença à expectorer.

Mademoiselle Besson a été délivrée de sa toux en moins de deux mois, et l'autre, après quatre semaines.

M. G....., chapelier à Grigny (Rhône). Invasion de la maladie, plusieurs années ; traité d'abord par un praticien en réputation dans une ville voisine, ensuite à Lyon, pendant plus de six mois, confié aux soins d'un chirurgien-major d'hospice ; puis, il s'adresse à un ancien médecin de l'Hôtel-Dieu, qui lui laisse entrevoir le peu de succès qu'il attend de ses remèdes.

Nous constatons une affection chronique du foie, accompagnée d'embarras gastrique, et occasionnant des quintes de toux très-fréquentes.

A la seconde visite, mieux évident. Depuis quelques jours, notre malade a pu reprendre ses travaux, auxquels il avait été contraint de renoncer depuis cinq mois.

Bientôt la toux diminue de fréquence et d'intensité, l'appétit est vif, et les digestions bonnes. Le voilà hors de tout danger d'un mal que tous les siens s'accordaient à regarder comme incurable.

>-<

Madame Ep....., de Saint-Romain, près Mâcon, toussait beaucoup, la nuit, le jour, et depuis longtemps. Il y avait de l'oppression, des sueurs, une très-grande faiblesse. Déjà l'on avait prévenu le mari de l'*incurabilité* de cette toux, et du danger de respirer près de la malade.

Un examen attentif ne nous ayant fait reconnaître aucune affection organique, nous jugeâmes qu'il était possible de rétablir l'équilibre des fonctions.

Aussi, dès les premiers jours, Madame fut soulagée; elle commença à reposer durant la nuit, il y eut moins de sueurs, l'appétit se réveilla, les forces augmentèrent, et la toux diminua d'autant.

Après un mois et demi, plus de sueurs, plus de toux, plus d'oppression.

Alors Madame allait fréquemment visiter ses parents à une demi-lieue de Saint-Romain, et cette course, que sa faiblesse lui avait longtemps interdite, n'était plus qu'une agréable promenade.

>-<

Mademoiselle Pal....., âgée de vingt-sept ans, vient de plusieurs lieues nous demander conseil.

« Je vois bien que je suis *poitrinaire*, dit-elle les larmes aux yeux. Depuis au moins six ans je tousse, et toujours de plus en plus. » Ce disant, elle est prise d'une quinte qui ébranle sa poitrine, et s'accompagne d'une abondante expectoration.

Oppressée, mouillée de sueur, elle continue l'histoire de sa maladie. Longtemps le flux menstruel a été irrégulier; mais voilà bien six mois qu'il y a suppression complète, et depuis, les accès de toux sont plus rapprochés, plus fatigants.

Le teint est jaune; il y a dégoût pour les aliments, digestions lentes, douloureuses; la malade recherche ce qui est frais, capable de provoquer l'appétit; le sommeil, léger, est troublé par la toux, ou par des rêves pénibles. La vie de cette infortunée est comme une lente agonie.

Ayant observé la cause et les progrès de la toux, nous l'attaquons vigoureusement; et nous ne disons que la vérité en affirmant qu'elle a cédé en deux semaines, après avoir résisté six ans à tous les remèdes prescrits ailleurs.

Un à deux mois de traitement ont fait disparaître tous les autres symptômes, et mademoiselle Pal..... peut apprécier aujourd'hui le bienfait de la santé.

M. Ravillard (à Vienne, rue des Clers, ancien hôtel de la Table ronde) entre dans notre cabinet, se traînant à peine, avec l'appui d'une personne qui l'accompagne. Il s'assied, reprend haleine; ses traits abattus expriment la souffrance; on entend râler sa poitrine; oppressé, il tousse, tousse extraordinairement.

Le soir, il est pris d'un accès de fièvre qui le dévore plusieurs heures la nuit, et ne tardera pas de le voir succomber, s'il ne trouve enfin un remède qui l'en délivre.

C'était le 21 avril passé.

Au 1er mai : « Je ne viens pas pour vous consulter, nous dit joyeusement le même M. Ravillard, vous ne me reconnaissez peut-être pas; c'est moi qui vins il y a dix jours avec cette toux épouvantable. Aujourd'hui, c'est bien changé; le soir du même jour survint encore ma fièvre, ma tête se perdait; dans le délire, je roulais mes draps, je faisais mon paquet *pour le grand voyage*. Le lendemain, je commençai votre traitement; depuis ce moment plus de fièvre. A présent, je dors paisible, la toux a disparu, si ce n'est un moment à mon réveil; l'appétit et les forces augmentent, et je me promène dans la journée comme un homme qui renaît à la vie. Agréez mes remercîments. »

Nous citerons encore mademoiselle Jul....., de Charly (Rhône), atteinte d'un catarrhe pulmonaire depuis quinze ans, et guérie en quatre semaines.

M. Belime, de Craponne, se plaignant d'une toux ancienne avec mauvaises digestions, débarrassé de l'une et de l'autre maladie, après deux visites.

M. Chorel, à Lyon, montée des Capucins, crachant le sang depuis huit mois, avec sueurs nocturnes.

Madame Courtais, à Lyon, rue Basse-Grenette, 12, fatiguée de mauvaises digestions et d'une toux grave qui datait de quinze ans.

M. Blin, de Brindas (Rhône).

Madame Cartelier, à la papeterie de Chuzelles (Isère).

Monsieur Loup, de St-Chamond, atteint d'un catarrhe pulmonaire avec hémoptysie (crachements de sang).

Certes, nous n'avons pas la prétention de guérir la toux inhérente à la phthisie (état tuberculeux des poumons). Cette maladie terrible qui décime la jeunesse des villes, et compte à elle seule près du quart des individus qui meurent dans les hôpitaux ; sera longtemps encore, sinon toujours, au-dessus des ressources de l'art. Toutes les recherches, tous les essais tentés jusqu'aujourd'hui, n'ont pu répondre à l'attente du public, aux promesses de leurs auteurs. Le *proto-iodure de fer*, expérimenté dans ces derniers temps par un célèbre chimiste de Lyon, guérirait la phthisie, si la phthisie pouvait être guérie, disait naguère un professeur de la faculté de Strasbourg ; mais la phthisie tient à une diathèse tuberculeuse qui est incurable comme les diathèses scrofuleuse, cancéreuse, etc.

Oui, tous les efforts sont impuissants à empêcher l'issue fatale, à retirer du bord de la tombe le malade que la phthisie y pousse lentement.

Mais si cet ennemi ne peut être vaincu, il est possible de prévenir bien des fois son irruption.

Souvent un rhume négligé engendre la phthisie.

Le célèbre Laënnec, qui observait si bien les affections de poitrine, a écrit : « Beaucoup de médecins regardent encore avec les anciens le catarrhe pulmonaire comme la source et la cause déterminante de la phthisie. »

Le vénérable Hufeland, doyen de la médecine allemande, après cinquante ans d'expérience, enseigne : « La toux n'est pas dangereuse en elle-même, mais elle le devient par ses suites. En effet, elle peut donner naissance à une inflammation de poumons, à une hémoptysie (crachement de sang), et enfin à la phthisie, et devient ainsi une des maladies les plus dangereuses ; car il est prouvé que les deux tiers des phthisies pulmonaires proviennent de toux négligées. »

En guérissant la toux, on prévient la phthisie qu'elle aurait produite.

Il est donc important d'attaquer la toux de bonne heure, et de ne pas la laisser vieillir ; car c'est bien tard appliquer le remède lorsque le mal a poussé de profondes racines :

Principiis obsta, serò medicina paratur
Cùm mala per longas invaluère moras.

Ov.

M. Dupoizat *a fixé irrévocablement son domicile à Lyon ; son cabinet est ouvert de 10 heures du matin à 3 heures du soir.*